編集企画にあたって…

　酒皶の専門家でもない私ではありますが，Monthly Book Derma.（デルマ）「酒皶パーフェクトガイド」の編集企画を依頼される幸運に恵まれ，自分自身が，日頃感じている酒皶の疑問を解決すべくエキスパートの先生方にご執筆いただきました．酒皶は，接触皮膚炎などを合併することや治療薬で悪化したりすることもあり，診断や治療に難渋することもしばしばです．顔面の問題なので患者の苦痛も大きい疾患です．

　一昔前の日本では，多くは治療の対象にならなかった酒皶ですが，近年，皮膚科医の関心が高まってきています．昔の無関心の要因は，日本人には酒皶の患者が少ないと思われていたこと，ならびに治療薬が存在しなかったからだと思われます．そうしたなかで，メトロニダゾール0.75％外用薬（ロゼックス® ゲル）が2022年5月26日に酒皶治療薬として承認されたあとは，保険診療で酒皶の治療が可能になり，2023年には尋常性痤瘡・酒皶治療ガイドライン2023として日本皮膚科学会ガイドラインにも酒皶が加わりました．

　海外に目を向けると，メトロニダゾール0.75％外用薬は，1988年に米国で酒皶に対する効能・効果で承認されています．本剤は，日本で「がん性皮膚潰瘍部位の殺菌・臭気の軽減」目的として2014年12月に承認されたものの，酒皶への保険適用はなく，長らく，メトロニダゾール軟膏を薬剤師の先生に調剤してもらって院内製剤として治療に用いていたものです．この場をかりて，酒皶の治療薬としてメトロニダゾール0.75％外用薬の承認・発売まで尽力された方々に深く感謝します．一方で，米国での承認から実に30余年遅れであり，日本での酒皶治療の遅れに愕然とする思いです．先日，韓国で開催された某製薬会社主催の皮膚科医向けイベントに参加して，韓国，台湾，インドなどアジア諸国においての酒皶，尋常性痤瘡，sensitive skinについての講演を聴講する機会がありました．それらの国々では，酒皶や尋常性痤瘡の治療に1％イベルメクチンクリームやイソトレチノイン内服，第4世代レチノイドのTrifarotene，0.3％アダパレン・2.5％BPO配合外用薬（エピデュオゲルは0.1％アダパレン・2.5％BPO配合）などが普通に用いられており，日本での酒皶や尋常性痤瘡の治療は海外と比べて周回遅れである現実を実感させられました．日本で2008年にアダパレンゲルが承認され尋常性痤瘡の治療が大きな一歩を踏み出したとき，日本は欧米のみならずアジアの他の国にも遅れをとっていると感じたことを思い出します．本特集号は，現時点での「酒皶パーフェクトガイド」と考えておりますが，アダパレン外用薬発売を皮切りに日本で尋常性痤瘡の治療が進歩したように，酒皶においても今後，病態解明や治療が進歩し，「パーフェクトガイド」がアップデートされることを願っています．

2024年5月

菊地克子

KEY
WORDS
INDEX

WRITERS FILE
ライターズファイル
(50 音順)

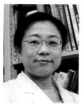

伊藤　明子
（いとう　あきこ）

1993年	新潟大学卒業
1999年	同大学大学院医学研究科卒業（医学博士）新潟市民病院皮膚科，医員
2000～17年	新潟大学医歯学総合病院皮膚科
2017年	ながたクリニック，副院長

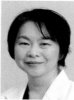

菊地　克子
（きくち　かつこ）

1989年	東北大学卒業 同大学皮膚科入局
1990年	山形県山形市立病院済生館皮膚科
1991年	東北大学医学部附属病院皮膚科
1993年	宮城県石巻赤十字病院皮膚科
1994年	Foundation for Basic Cutaneous Research (president：Dr. Albert M Kligman, 米国Pennsylvania州)研究員
1997年	東北大学医学部附属病院皮膚科，助手
2004年	同，講師
2019年	医療法人社団廣仁会仙台たいはく皮膚科クリニック，院長

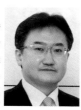

常深祐一郎
（つねみ　ゆういちろう）

1999年	東京大学卒業 同大学医学部附属病院皮膚科，研修医
2000年	国立国際医療センター皮膚科，研修医
2005年	東京大学大学院医学系研究科修了 同大学皮膚科，医員
2006年	同，助手
2008年	同，助教（名称変更）
2010年	東京女子医科大学皮膚科，講師
2014年	同，准教授
2019年	埼玉医科大学皮膚科，教授

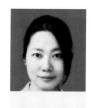

大原　國章
（おおはら　くにあき）

1973年	東京大学卒業 同，皮膚科助手
1980年	同，講師
1984年	虎の門病院皮膚科，部長
2007年	同，副院長
2012年	虎の門病院，駒込病院，広尾病院，経産省診療所，非常勤
2017年	赤坂虎の門クリニック，虎の門病院，特任部長 インドネシア大学，連携教授 Adjunct Professor
2021年	赤坂虎の門クリニック，理事長/院長

小林　美和
（こばやし　みわ）

1996年	香川医科大学卒業 産業医科大学皮膚科入局
1998年	産業医科大学皮膚科専修医
2001年	同，助手
2005年	同，講師
2014年	こばやし皮膚科クリニック，副院長

角田　加奈子
（つのだ　かなこ）

2005年	山形大学卒業
2007年	岩手医科大学皮膚科入局
2011年	同大学大学院修了 同大学皮膚科，助教
2013年	盛岡赤十字病院皮膚科，副部長
2015年	岩手医科大学皮膚科，助教
2019年	同，講師

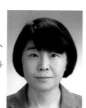

大森　遼子
（おおもり　りょうこ）

2006年	山形大学卒業 山形市立病院済生館，研修医
2008年	東北大学病院皮膚科入局
2009年	仙台赤十字病院皮膚科
2011年	東北大学病院皮膚科
2022年	同，助教

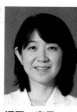

篠崎　和美
（しのざき　かずみ）

1987年	東京女子医科大学卒業 同大学眼科，臨床研修医
1989年	医療練士研修生 同，助手
1998年	同大学，准講師
2011年	同，講師
2019年	同，准教授
2022年	同大学附属八千代医療センター眼科，科長（兼務）

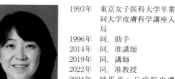

福屋　泰子
（ふくや　やすこ）

1993年	東京女子医科大学卒業 同大学皮膚科学講座入局
1996年	同，助手
2014年	同，准講師
2019年	同，講師
2022年	同，准教授
2024年	練馬光ヶ丘病院皮膚科，部長

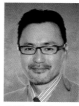

山﨑　研志
（やまさき　けんし）

1992年	大阪大学卒業 同大学医学部附属病院皮膚科・形成外科
1993年	大阪府立母子保健総合医療センター
1995年	大阪府立千里救命救急センター（現，千里病院救命救急センター）
1996年	千葉大学医学部附属病院皮膚科
1997年	愛媛大学皮膚科学，助手
2003年	カルフォルニア大学サンディエゴ校
2010年	東北大学大学院皮膚科学，准教授兼副科長
2022年	りふ皮膚科アレルギー科クリニック，院長 東北大学医学部，臨床教授
2023年	Aloop Clinic & Lab，院長

INDEX

Monthly Book *Derma.* No. 349／2024.6 ◆目次

酒皶パーフェクトガイド

◆編集企画／仙台たいはく皮膚科クリニック院長　菊地　克子　　◆編集主幹／照井　正　　大山　学　　佐伯　秀久

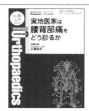
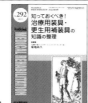

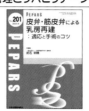
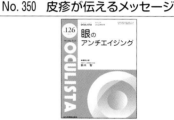
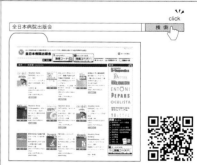

MB Derma, 349：1-7, 2024.

◆特集／酒皶パーフェクトガイド

酒皶の病態

山﨑研志*

Key words：酒皶(rosacea)，Immunoglobulin E：IgE，自然免疫(innate immunity)，肥満細胞(mast cells)，genome-wide association study：GWAS

Abstract 　酒皶は年余にわたって症状が継続する慢性炎症性疾患である．酒皶の完全なる治癒のための治療方法は確立されていないが，治療薬，施術や患者指導によって症候の改善を誘導することはできる．酒皶患者の肌質の傾向，増悪因子・環境因子の理解，潜在するアレルギー素因を理解・把握することは，酒皶治療の場面場面での症候改善方法の選択や指導に役立つ．さらにはこれらの事象を説明し得る自然免疫機構や肥満細胞を介した酒皶の分子・細胞病態や遺伝的背景を理解することは，酒皶症候への洞察に通ずる．総じて，酒皶はアレルギー疾患ではないが，酒皶患者はアレルギー素因となる遺伝的背景を有し，肌質や分子・細胞病態からアレルギー症状を誘発・併発しやすい皮膚状態にあることを理解しながら，診療にあたるとよい．

　酒皶は年余にわたって顔面に症状が継続する慢性炎症性疾患である．30歳代以降に好発するが，10歳代から症状がみられる場合もある．比較的低年齢からの幅広い発症年齢は，酒皶の病態に遺伝的背景と環境因子が関与することを示唆している．酒皶の病態を理解するために，酒皶患者の肌質，増悪因子，アレルギー素因の併存，そして遺伝的背景に関連する調査・研究成果を紹介しつつ，これらの事象を総合的に説明し得る酒皶の分子・細胞病態について考察を加える．

酒皶患者の肌質の特徴

　酒皶の肌質は一言でまとめると，「乾燥肌もしくは乾燥性脂性肌(混合肌)」である．酒皶の肌質を評価した論文によると，酒皶患部は「角層水分量が少なく，経皮水分蒸散量が多く，乳酸試験に反応しやすい敏感肌」の傾向があり，皮脂量は個人差や部位差があるとの報告が多い．

　酒皶患者の顔面皮膚は一般的に角層水分量が少ない．特に紅斑毛細血管型酒皶(erythemato-telangiectatic rosacea：ETR)と丘疹膿疱型酒皶(papulopustular rosacea：PPR)の患者では，対照群と比較して角層水分量が有意に少ない[1)~4)]．また，紅斑がつよい部分や重症例では，より角層水分量が少ない[5)]．治療効果に合わせて角層水分量が改善する[2)6)~11)]．総じて，酒皶病変部は角層水分量が少ない≒乾燥肌傾向にあるといえる．

　皮脂に関する複数の研究が，酒皶皮膚の脂質量や皮脂組成は，対照群と比較して差がないと報告している[2)12)~15)]．また，重症度との相関も確認されていない[13)14)]．2つの報告で丘疹膿疱型酒皶の病変部での皮脂の低下を観察している[4)16)]．一方，鼻部の酒皶病変部では皮脂の増加が観察されている[3)]．よって，酒皶病変部は皮表脂質量や皮脂組成の変化に一定の傾向がなく，個人別・部位別に差違がある．

　経表皮水分蒸散量(trans epidermal water loss：TEWL)を検討した報告では，概して酒皶皮膚の

* Kenshi YAMASAKI，〒104-0061　東京都中央区銀座1-7-7　ポーラ銀座ビル4階　一般社団法人アストロノーツ Aloop Clinic & Lab，院長／東北大学医学部，臨床教授(皮膚科学)

TEWL は対照群と比較して高い，すなわちスキンバリア機能の低下がある[3)~5)17)18)]．軽症から中等症例に比較して，重症例では TEWL がより高い[5)]．しかしながら，部位による差違も確認されており，前額[17)]，鼻部[17)]，鼻唇溝[1)]，頬側面[18)]では酒皶と対照群で差がないとの報告もなされている．治療による酒皶の改善に伴った TEWL の有意な低下，すなわちスキンバリア機能の改善も観察されている[6)10)11)19)~21)]．スキンバリア機能の一旦を担う表皮のタイトジャンクションを形成するクローディン（claudin）遺伝子の低下が酒皶皮膚で確認されている[22)]．総じて，酒皶病変部は経表皮水分蒸散量（TEWL）が増えており，スキンバリア機能が低下傾向にある．

TEWL の高値は敏感肌と正の相関が知られている[23)24)]．より客観的な敏感肌の試験として乳酸 5% を用いた刺激試験（stinging test）が用いられる．32 名の酒皶患者と同数の対象者を比較した乳酸刺激試験では，24 名の酒皶患者と 6 名の対照者に刺激反応がみられ，敏感肌状態が酒皶患者に有意に多いことが確認された[25)]．ETR の治療としての Flashlamp pulse dye laser やモイスチャライザーの使用が，TEWL の改善とともに乳酸刺激試験の反応を改善することが報告されている[7)26)]．経験的には，特に ETR の患者で敏感肌や乾燥を訴える傾向がある．患者の自覚的報告や臨床研究や実臨床での他覚的観察から鑑みて，酒皶患者は敏感肌の傾向があるとして対応することが適当である．

酒皶症候の増悪因子

酒皶患者では折に触れて，顔面の不快感の増加，火照り感の増加，刺激感やヒリヒリ感の増加，顔面の痛みの増加，眼球の刺激感と流涙の増加などの症候悪化を経験する．日本での臨床試験時の増悪因子調査データでは，気温変化・寒暖差，日光曝露，高気温，四季の変化，激しい運動，心理的ストレス，花粉，アルコール摂取による症状増悪の経験が，2 割を超えた患者に確認された[27)28)]．

その他に，月経周期や化粧品の使用，熱い食べ物や香辛料の効いた食べ物，冷たい天候などが増悪因子として挙げられている．増悪因子の自覚がないとの回答は 1 割未満であり，ほとんどの酒皶患者が外的・内的な環境変化に伴う症候の増悪を経験している．増悪因子の多くが皮膚の血流変化をきたす外的因子であるが，神経系に影響を与え得る心理的ストレスや，性ホルモン受容体を持つ脂腺細胞に影響を与え得る月経周期，アレルギー併存症とも関連し得る花粉や四季の変化など，患者ごとの固有な内的因子に関連する要素も増悪因子として確認される．

酒皶患者の臨床的背景としてのアレルギー併存症

日本人酒皶患者の臨床的背景を調査するために，2010 年 1 月～2020 年 12 月の 11 年間に東北大学病院を初診受診した 340 名の酒皶患者（最年少 11 歳～最年長 88 歳）を後方視的に調査した[29)]．340 例のうちアレルギー性鼻炎を併存する患者が 93 例（27.4%）あった．View アレルギー 39 や MAST 36 などの特異的IgE検査を受けた 78 例のなかには，スギ（59%），ヒノキ（21.8%），カモガヤ（21.8%），オオアワガエリ（17.9%）の花粉抗原陽性者が認められた[29)]．さらに通年性の環境抗原であるダニ IgE 陽性者が 42.3%，ハウスダスト IgE 陽性者が 39.7% に見受けられた．この調査によって，環境的要因によって IgE やアレルギー応答を介した皮膚反応により酒皶・赤ら顔を悪化させ得る併存症を有する患者が 3 割程度いることや，アトピー性皮膚炎患者によく観察される通年性環境抗原に反応する患者が多いことがわかる．酒皶の抗炎症療法にはアレルギー対策も考慮する必要がある．

酒皶患者の遺伝的背景
―スキンタイプと Th2 型反応―

ヨーロッパ人を祖先に持つ欧米人で，酒皶症状をもつ，もしくは酒皶と診断されたと申告した 7 万人あまりのデータを集積した GWAS（ゲノムワイド関連解析）の報告が 2018 年に発表された．

遺伝統計学的に有意な SNPs（一塩基多型）の近傍に，メラニン合成に関連する遺伝子と Th2 系炎症反応に関連する遺伝子が見出された[30]．酒皶 GWAS で見出されたメラニン合成関連遺伝子には，メラノコルチン受容体（MC1R），メラノソームの電解質輸送分子（SLC45A2），眼皮膚白皮症 2 型の責任遺伝子（OCA2）が含まれている．また，Th2 系炎症反応に関連する遺伝子として，インターロイキン 13（IL-13）と転写因子であるインターフェロン関連因子 4（IRF4）が含まれている．IL-13 はアトピー性皮膚炎や喘息に代表される Th2 型反応の主要サイトカインの 1 つである．また転写因子 IRF4 に誘導される遺伝子の 1 つに Th2 サイトカイン IL-4 がある[31]．酒皶 GWAS の結果は，酒皶患者の紫外線感受性・スキンタイプや Th2 反応からアレルギー応答を含む環境因子に対する高感受性と関係する結果ともとらえられる．

日本人酒皶の GWAS データは存在しないが，スキンタイプや Th2 関連の日本人 GWAS 解析結果に，欧米人の酒皶 GWAS 成果との類似点が見受けられる．例えば，日本人のスキンタイプ GWAS で OCA2 が Top SNPs として見出されている[32]．また血清 IgE 値を指標とした GWAS にて IL-13 受容体でもある IL-4 受容体（IL-4R）や IRF4 を誘導し得る IKZF3（Ikaros zinc finger 3）が見出されている[33]．スキンタイプによる紫外線感受性の高めの方やアレルギー素因を持つ方が日本人でも酒皶素因を持ちやすいと結論づけるデータはないが，酒皶患者のアレルギー素因に留意しておく価値はある．

酒皶皮膚の分子・細胞病態
─自然免疫機構 TLR2〜カセリサイディン〜
カリクレインと肥満細胞（図 1）─

酒皶の分子病態として自然免疫機構の TLR2〜カセリサイディン〜カリクレイン機能異常が酒皶病態の一面を示すことを報告した[34]〜[38]．TLR2 は自然免疫受容体として細菌由来分子に応答するが，脂肪酸やヒアルロン酸などの宿主由来の分子

にも反応し，外的因子や内的因子の変動を感知するセンサーの役割を果たす．表皮角化細胞での TLR2 シグナルの活性化は，カセリサイディンとカリクレイン 5 を誘導する．カリクレイン 5（別名：SCTE；stratum corneum tryptic enzyme）はセリンプロテアーゼであり，TLR2 シグナルにより分泌・活性化され，カセリサイディン前駆蛋白質を切断して活性型カセリサイディン抗菌ペプチドを誘導する[38]．活性型カセリサイディン抗菌ペプチドは，警告因子として表皮角化細胞からのサイトカインや ROS 誘導をはじめ，マクロファージ，好中球，樹状細胞そして血管内皮細胞の遊走を促進する[34]．カリクレイン 5 はカセリサイディン以外にもコルネオデスモソームを分解して角層剥離を誘導する[39][40]．また，過剰なカリクレイン 5 活性化は filaggrin を分解し，天然保湿因子を減少させる[41]．さらに，カリクレイン 5 は PAR-2 受容体を蛋白分解作用で活性化し，炎症性サイトカインの誘導や瘙痒因子 TSLP を放出させ，Th2 応答へと皮膚の状態を傾ける[42][43]．カリクレイン 5 の継続的な活性化はアトピー性皮膚炎様の皮膚構築を誘導する[44]．

自然免疫の観点から鑑みた TLR2〜カセリサイディン〜カリクレイン系列の酒皶分子病態論は，ドキシサイクリンやアゼライン酸などの酒皶治療薬の有効性を分子病態的に説明可能とする．カリクレイン 5 はマトリックスメタロプロテアーゼ（MMP）による蛋白分解作用で活性化するが，ドキシサイクリンは MMP の作用を抑制し間接的にカリクレインとカセリサイディンの活性化を抑制する[45]．アゼライン酸はカリクレイン 5 の作用を直接抑制し，アゼライン酸の治療を受けた酒皶皮膚では TLR2，カセリサイディン，カリクレイン 5 の発現が減少する[46]．

酒皶は紫外線・日光曝露や糖質コルチコイドの使用で悪化する．自然免疫機構からの酒皶病態理解は，紫外線や糖質コルチコイドでの酒皶悪化の病態や痤瘡との類似性についても解釈を与える．紫外線照射は表皮角化細胞の自然免疫受容体

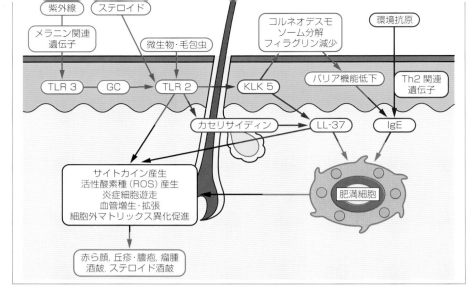

図 1. 自然免疫機構からみた酒皶・痤瘡・ステロイド酒皶の分子細胞病態

紫外線は表皮角化細胞の TLR3 を活性化し，グルココルチコイド（GC）合成系を誘導する．GC は微生物や毛包虫，脂肪酸からの TLR2 シグナルを増強する．TLR2 シグナルはカセリサイディン抗菌ペプチドの転写促進とカリクレイン 5（KLK5）の分泌・活性化を促進し，活性型抗菌ペプチド（LL-37）を誘導する．LL-37 は，サイトカイン産生，ROS（活性酸素種）産生誘導，炎症細胞の遊走促進，血管内皮細胞の増殖と血管拡張を誘導する．また，LL-37 は肥満細胞の脱顆粒を促進する．KLK5 の活性化はコルネオデスモソームの分解やフィラグリンの減少をきたし，皮膚バリア機能の低下につながる．KLK5 は PAR-2 を活性化し，瘙痒や Th2 応答の増強をきたす．環境抗原特異的 IgE は，IgE 受容体を介して肥満細胞を活性化し酒皶皮膚炎を増悪させ，肥満細胞からのマトリックスメタロプロテアーゼは真皮細胞外マトリックスの異化を促進させる．

TLR：トール様受容体，GC：グルココルチコイド，KLK5：カリクレイン 5，LL-37：活性型カセリサイディン抗菌ペプチドの一種（カリクレイン 5 によってカセリサイディン前駆蛋白から切り出されて活性化する），IgE：免疫グロブリン E，ROS：活性酸素種

TLR3 を介して糖質コルチコイド合成酵素を誘導する[47]．糖質コルチコイドは，表皮角化細胞の TLR2 の発現を増強し，細菌由来分子による TLR2 シグナルを増強させる[48]．このように，自然免疫受容体 TLR2 を中心とした酒皶の炎症性皮疹形成理論は，尋常性痤瘡病態でのアクネ杆菌からの TLR2 シグナル活性化[49]や，ステロイド痤瘡やステロイド酒皶におけるステロイド存在下での TLR2 シグナルの増強にも通じる．酒皶，ステロイド酒皶，痤瘡，ステロイド痤瘡にみられる顔面の丘疹や膿疱の臨床的類似性は，自然免疫受容体 TLR2 を共通点とした脂腺性毛包周囲の炎症反応病態として解釈し得る．

酒皶とアレルギー素因・IgE を結びつける細胞として，肥満細胞の関与が注目される．酒皶真皮には肥満細胞の浸潤が確認されており，カセリサイディンの刺激によって，肥満細胞由来のキマーゼやマトリックスメタロプロテアーゼ 9（MMP-9）の亢進が酒皶皮膚で確認される[50]．肥満細胞脱顆粒阻害薬クロモリンの外用塗布が酒皶症状の改善させることが併せて報告されており，酒皶真皮での炎症反応に肥満細胞と放出される分子が関与していることが示された[50]．肥満細胞が酒皶真皮に認められることを考え合わせると，上述の日本人酒皶患者に確認される環境抗原に対する IgE 反応によって酒皶症状の悪化することの説明になり得るし，抗ヒスタミン薬を季節性の酒皶症状悪化対策として使用する根拠ともなる．また，肥満細

胞は温度センサーでもある transient receptor potential protein 受容体を神経細胞と同様に複数発現しており，酒皶病態における肥満細胞の関与は神経・精神的興奮による酒皶増悪の一面を説明し得る[51]．

酒皶治療方法が肥満細胞に与える影響も検討されている．酒皶の紅斑や毛細血管拡張の症候に対してIPLが治療に用いられる．IPLを照射すると，*in vitro* 培養の肥満細胞からの MMP-9 やカセリサイディンの発現が低下することや，マウスでの LL-37 誘発性酒皶モデルでの肥満細胞脱顆粒と MMP-9 やカセリサイディンの発現を抑制した[52]．酒皶の難治性紅斑や発作性潮紅(flushing)に対してボツリヌス毒素の局所注射の有効症例が報告されている[53)54]．ボツリヌス毒素は，*in vitro* で肥満細胞の脱顆粒を抑制し，マウス生体での LL-37 誘発性酒皶モデルにおける紅斑反応を抑制し，真皮内肥満細胞脱顆粒と MMP9 産生と TRPV2 産生を抑制した[55]．これらの結果は，ヒトの酒皶皮膚で起こっている現象を直接に検証したものではないが，紅斑毛細血管型酒皶の治療に用いられる intense pulsed light(IPL)やボツリヌス毒素局所注射の効果の一部は肥満細胞の活性抑制を介する可能性を示唆している．

まとめ

酒皶は遺伝的背景に加えて環境因子が影響する多因子疾患である．日本人酒皶患者の遺伝的背景は検証されていないが，日本での酒皶症候の増悪因子調査は欧米での報告と共通性があり，日本人酒皶患者の花粉症や特異的IgEの保有率などのアレルギー素因を鑑みると Th2 系炎症に傾きやすい傾向があり，欧米の遺伝的背景研究結果と共通性があることが推測される．自然免疫機構 TLR2〜カセリサイディン〜カリクレインと肥満細胞を含めた酒皶病態モデルは，酒皶皮膚炎症の症候を説明するとともに，敏感肌を含む酒皶肌質と皮膚バリア機能への影響，IgEを経由したアレルギー応答による酒皶症候増悪，ステロイドによ

る酒皶増悪のメカニズム，そして TLR2 を介した炎症反応をきたす尋常性痤瘡との臨床的類似性などを説明し得る．一方で，環境要因は気候や湿度，アレルゲンの分布などの地域ごとの異なる背景の影響を受けるため，日本国内でも酒皶症候の増悪因子の地域差があり得る．個々の地域で治療されている酒皶患者の背景データが集積されることによって，日本人酒皶の病態・実態把握に結びつくであろう．

文　献

1) Darlenski R, et al：Acute irritant threshold correlates with barrier function, skin hydration and contact hypersensitivity in atopic dermatitis and rosacea. *Exp Dermatol*, **22**(11)：752-753, 2013.

2) Ni Raghallaigh S, et al：Epidermal hydration levels in patients with rosacea improve after minocycline therapy. *Br J Dermatol*, 2014. **171**(2)：259-266, 2014.

3) Xie HF, et al：An observational descriptive survey of rosacea in the Chinese population：clinical features based on the affected locations. *PeerJ*, **5**：e3527, 2017.

4) Zhou M, et al：Clinical characteristics and epidermal barrier function of papulopustular rosacea：A comparison study with acne vulgaris. *Pak J Med Sci*, **32**(6)：1344-1348, 2016.

5) Kim J, et al：Clinical assessment of rosacea severity：oriental score vs. quantitative assessment method with imaging and biomedical tools. *Skin Res Technol*, **23**(2)：186-193, 2017.

6) Draelos ZD, et al：Niacinamide-containing facial moisturizer improves skin barrier and benefits subjects with rosacea. *Cutis*, **76**(2)：135-141, 2005.

7) Laquieze S, et al：Beneficial use of Cetaphil moisturizing cream as part of a daily skin care regimen for individuals with rosacea. *J Dermatolog Treat*, **18**(3)：158-162, 2007.

8) Berardesca E, et al：Combined effects of silymarin and methylsulfonylmethane in the management of rosacea：clinical and instrumental evaluation. *J Cosmet Dermatol*, **7**(1)：8-14, 2008.

9) Berardesca E, et al：Clinical and instrumental assessment of the effects of a new product based on hydroxypropyl chitosan and potassium azeloyl diglycinate in the management of rosacea. *J Cosmet Dermatol*, **11**(1)：37-41, 2012.

10) Broniarczyk-Dyła G, et al：Assessment of the influence of licochalcone on selected functional skin parameters in patients with impaired vasomotor disorders and rosacea. *Advances in Dermatology and Allergology/Postępy Dermatologii i Alergologii*, **28**(4)：241-247, 2011.

11) Zhong S, et al：Topical tranexamic acid improves the permeability barrier in rosacea. *Dermatologica Sinica*, **33**(2)：112-117, 2015.

12) Falay Gur T, et al：The investigation of the relationships of demodex density with inflammatory response and oxidative stress in rosacea. *Arch Dermatol Res*, **310**(9)：759-767, 2018.

13) Pye RJ, et al：Skin surface lipid composition in rosacea. *Br J Dermatol*, **94**(2)：161-164, 1976.

14) Burton JL, et al：The sebum excretion rate in rosacea. *Br J Dermatol*, **92**(5)：541-543, 1975.

15) Foolad N, et al：The association of the sebum excretion rate with melasma, erythematotelangiectatic rosacea, and rhytides. *Dermatol Online J*, **21**(6)：doj_27810, 2015.

16) Basta-Juzbasic A, et al：The possible role of skin surface lipid in rosacea with epitheloid granulomas. *Acta Med Croatica*, **46**(2)：119-123, 1992.

17) Dirschka T, et al：Epithelial barrier function and atopic diathesis in rosacea and perioral dermatitis. *Br J Dermatol*, **150**(6)：1136-1141, 2004.

18) Metzler-Wilson K, et al：Augmented supraorbital skin sympathetic nerve activity responses to symptom trigger events in rosacea patients. *J Neurophysiol*, **114**(3)：1530-1537, 2015.

19) Ortiz A, et al：Topical PRK 124(0.125%)lotion for improving the signs and symptoms of rosacea. *J Drugs Dermatol*, **8**(5)：459-462, 2009.

20) Tremaine AM, et al：Long-term efficacy and safety of topical PRK 124(0.125%)lotion(Pyratine-XR)in the treatment of mild-to-moderate rosacea. *J Drugs Dermatol*, **9**(6)：647-650, 2010.

21) Park JY, et al：Dual-Frequency Ultrasound as a New Treatment Modality for Refractory Rosacea：A Retrospective Study. *Dermatol Surg*, **44**(9)：1209-1215, 2018.

22) Deng Z, et al：Claudin reduction may relate to an impaired skin barrier in rosacea. *J Dermatol*, **46**(4)：314-321, 2019.

23) Seidenari S, et al：Baseline biophysical parameters in subjects with sensitive skin. *Contact Dermatitis*, **38**(6)：311-315, 1998.

24) Muizzuddin N, et al：Factors defining sensitive skin and its treatment. *Am J Contact Dermat*, **9**(3)：170-175, 1998.

25) Lonne-Rahm SB, et al：Stinging and rosacea. *Acta Derm Venereol*, **79**(6)：460-461, 1999.

26) Lonne-Rahm S, et al：Laser treatment of rosacea：a pathoetiological study. *Arch Dermatol*, **140**(11)：1345-1349, 2004.

27) Yamasaki K, et al：Perspectives on rosacea patient characteristics and quality of life using baseline data from a phase 3 clinical study conducted in Japan. *J Dermatol*, **49**(12)：1221-1227, 2022.

28) Wada-Irimada M, et al：Characterization of rosacea patients in Tohoku area of Japan：Retrospective study of 340 rosacea cases. *J Dermatol*, **49**(5)：519-524, 2022.

29) Wada-Irimada M, et al：A retrospective study evaluating the outcomes of high-dose methylprednisolone pulse therapy for 483 patients with moderate-to-severe alopecia areata. *Br J Dermatol*, **185**(6)：1267-1269, 2021.

30) Aponte JL, et al：Assessment of rosacea symptom severity by genome-wide association study and expression analysis highlights immuno-inflammatory and skin pigmentation genes. *Hum Mol Genet*, **27**(15)：2762-2772, 2018.

31) Rengarajan J, et al：Interferon regulatory factor 4(IRF4)interacts with NFATc2 to modulate interleukin 4 gene expression. *J Exp Med*, **195**(8)：1003-1012, 2002.

32) Shido K, et al：Susceptibility Loci for Tanning Ability in the Japanese Population Identified by a Genome-Wide Association Study from the Tohoku Medical Megabank Project Cohort Study. *J Invest Dermatol*, **139**(7)：1605-1608. e13, 2019.

33) Shido K, et al：GWAS Identified IL4R and the Major Histocompatibility Complex Region as the Associated Loci of Total Serum IgE Levels in 9,260 Japanese Individuals. *J Invest Dermatol*,

141(11) : 2749-2752, 2021.

34) Yamasaki K, et al : Increased serine protease activity and cathelicidin promotes skin inflammation in rosacea. *Nat Med*, **13**(8) : 975-980, 2007.

35) Yamasaki K, et al : The molecular pathology of rosacea. *J Dermatol Sci*, **55**(2) : 77-81, 2009.

36) Yamasaki K, et al : Rosacea as a disease of cathelicidins and skin innate immunity. *J Investig Dermatol Symp Proc*, **15**(1) : 12-15, 2011.

37) Yamasaki K, et al : TLR2 expression is increased in rosacea and stimulates enhanced serine protease production by keratinocytes. *J Invest Dermatol*, **131**(3) : 688-697, 2011.

38) Yamasaki K, et al : Kallikrein-mediated proteolysis regulates the antimicrobial effects of cathelicidins in skin. *FASEB J*, **20**(12) : 2068-2080, 2006.

39) Caubet C, et al : Degradation of corneodesmosome proteins by two serine proteases of the kallikrein family, SCTE/KLK5/hK5 and SCCE/KLK7/hK7. *J Invest Dermatol*, **122**(5) : 1235-1244, 2004.

40) Descargues P, et al : Corneodesmosomal cadherins are preferential targets of stratum corneum trypsin- and chymotrypsin-like hyperactivity in Netherton syndrome. *J Invest Dermatol*, **126** (7) : 1622-1632, 2006.

41) Wang S, et al : SPINK5 knockdown in organotypic human skin culture as a model system for Netherton syndrome : effect of genetic inhibition of serine proteases kallikrein 5 and kallikrein 7. *Exp Dermatol*, **23**(7) : 524-526, 2014.

42) Stefansson K, et al : Activation of proteinase-activated receptor-2 by human kallikrein-related peptidases. *J Invest Dermatol*, **128**(1) : 18-25, 2008.

43) Briot A, et al : Par2 inactivation inhibits early production of TSLP, but not cutaneous inflammation, in Netherton syndrome adult mouse model. *J Invest Dermatol*, **130**(12) : 2736-2742, 2010.

44) Zhu Y, et al : Persistent kallikrein 5 activation induces atopic dermatitis-like skin architecture independent of PAR2 activity. *J Allergy Clin Immunol*, **140**(5) : 1310-1322 e5, 2017.

45) Kanada KN, et al : Doxycycline indirectly inhibits proteolytic activation of tryptic kallikrein-related peptidases and activation of cathelicidin. *J Invest Dermatol*, **132**(5) : 1435-1442, 2012.

46) Coda AB, et al : Cathelicidin, kallikrein 5, and serine protease activity is inhibited during treatment of rosacea with azelaic acid 15% gel. *J Am Acad Dermatol*, **69**(4) : 570-577, 2013.

47) Shimada-Omori R, et al : TLR3 augments glucocorticoid-synthetic enzymes expression in epidermal keratinocytes ; Implications of glucocorticoid metabolism in rosacea epidermis. *J Dermatol Sci*, **100** : 58-66, 2020.

48) Shibata M, et al : Glucocorticoids enhance Toll-like receptor 2 expression in human keratinocytes stimulated with Propionibacterium acnes or proinflammatory cytokines. *J Invest Dermatol*, **129**(2) : 375-382, 2009.

49) Kim J, et al : Activation of toll-like receptor 2 in acne triggers inflammatory cytokine responses. *J Immunol*, **169**(3) : 1535-1541, 2002.

50) Muto Y, et al : Mast cells are key mediators of cathelicidin-initiated skin inflammation in rosacea. *J Invest Dermatol*, **134**(11) : 2728-2736, 2014.

51) Sulk M, et al : Distribution and expression of non-neuronal transient receptor potential(TRPV)ion channels in rosacea. *J Invest Dermatol*, **132**(4) : 1253-1262, 2012.

52) Jiang P, et al : Mast cell stabilization : new mechanism underlying the therapeutic effect of intense pulsed light on rosacea. *Inflamm Res*, **72**(1) : 75-88, 2023.

53) Park KY, et al : A Pilot Study to Evaluate the Efficacy and Safety of Treatment with Botulinum Toxin in Patients with Recalcitrant and Persistent Erythematotelangiectatic Rosacea. *Ann Dermatol*, **30**(6) : 688-693, 2018.

54) Kim MJ, et al : Assessment of Skin Physiology Change and Safety After Intradermal Injections With Botulinum Toxin : A Randomized, Double-Blind, Placebo-Controlled, Split-Face Pilot Study in Rosacea Patients With Facial Erythema. *Dermatol Surg*, **45**(9) : 1155-1162, 2019.

55) Choi JE, et al : Botulinum toxin blocks mast cells and prevents rosacea like inflammation. *J Dermatol Sci*, **93**(1) : 58-64, 2019.

KAI MEDICAL

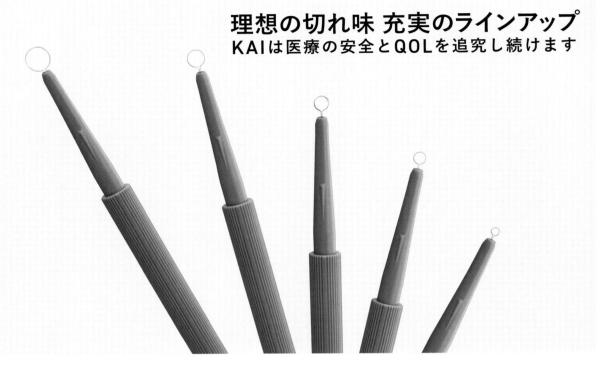

理想の切れ味 充実のラインアップ
KAIは医療の安全とQOLを追究し続けます

病変組織、
人体組織などの掻爬

皮膚キュレット

販売名：皮膚キュレット / 医療機器認証番号：225ABBZX00095000

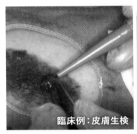
臨床例：皮膚生検

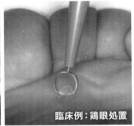
臨床例：鶏眼処置

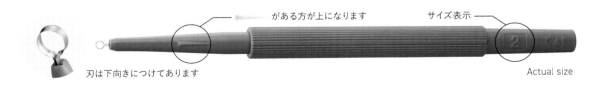

がある方が上になります

サイズ表示

刃は下向きにつけてあります

Actual size

MK402	MK403	MK404	MK405	MK407
2mm	3mm	4mm	5mm	7mm

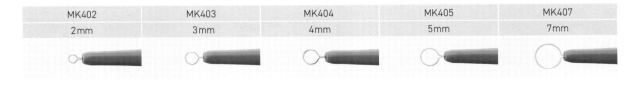

製造販売元
カイ インダストリーズ株式会社
医療器事業本部　国内営業部

〒501-3992 岐阜県関市小屋名1110
Phone （0575）28-6600　Fax （0575）28-6611
https://www.kaimedical.jp/

詳細はこちらから
ご覧いただけます

MB Derma, 349：9-15, 2024.

◆特集／酒皶パーフェクトガイド

酒皶の治療

大森遼子*

Key words：酒皶(rosacea)，丘疹膿疱型酒皶(papulopustular rosacea)，紅斑毛細血管拡張性酒皶(erythematotelangiectatic rosacea)，メトロニダゾールゲル(metronidazole gel)，増悪因子(exacerbating factor).

Abstract 2023年に尋常性痤瘡・酒皶治療ガイドラインが改訂され，丘疹膿疱型酒皶に対する外用療法である，0.75％メトロニダゾールゲルが推奨度Aの治療法となった．ガイドラインでは，病型別の治療指針がより具体的に提示されている．さらに，海外では酒皶治療に対する様々な新規薬剤の開発や臨床試験が進んでおり，今後の治療選択肢が増えていくことが期待される．一方で，酒皶治療にあたっては患者それぞれの増悪因子や合併症を踏まえた生活指導も必須である．当施設で施行した日本人酒皶患者の340名の集計から，酒皶治療を開始するにあたって考慮すべき背景についても検証する．

はじめに

酒皶は，主として中高年の顔面に生じる原因不明の慢性炎症疾患である．白人に多い疾患と認識されているものの，その発症頻度については疫学調査がなく正確に把握されていないが，日本でも臨床の場で遭遇することは決して少なくない．

その症状は患者により多岐にわたることも多いが，特徴的な症候に注目して病型を，① 紅斑毛細血管拡張型，② 丘疹膿疱型，③ 鼻瘤，④ 眼型に分類している．

紅斑毛細血管拡張型では血管拡張に伴う火照り感や敏感肌の様相が強く，自覚症状による訴えが大きい．また，更年期に伴うHot flushなどの合併もあり症状のコントロールが困難なことが多い．丘疹膿疱型では付属器を中心とした炎症反応が強く，痤瘡との鑑別が重要である．鼻瘤に代表される腫瘤を形成する酒皶では線維化により整容面での問題が大きい．

* Ryoko OMORI, 〒980-8574 仙台市青葉区星陵町1-1 東北大学大学院医学系研究科皮膚科学分野，助教

酒皶患者には，これらの複数の病型が混在することがしばしば見受けられる．患者の訴えと臨床症状から病型を判断することが肝要である．また，病歴などから酒皶様皮膚炎の除外が必要である．

酒皶の治療方針を考えるうえでこの臨床病型の判断が重要視されていることは国内外で共通の認識である．日本における尋常性痤瘡・酒皶治療ガイドライン2023でも病型別の治療指針を提示している[1]．その詳細について解説する．

紅斑毛細血管拡張型酒皶

丘疹膿疱がなく，顔中心の紅斑と火照り感が主症状である紅斑毛細血管拡張型酒皶患者では，一般的なスキンケアと遮光を勧める．気候や食材，心理的ストレスなど，酒皶の悪化因子として知られている項目は多数あり，それらへの注意も必要である(**表1**)．

日本での紅斑毛細血管拡張型酒皶治療において有効性のエビデンスのある薬剤はなく，メトロニダゾールも同様である．その他に本邦で入手可能なアゼライン酸含有製剤とイオウカンフルローションにおいても，紅斑毛細血管拡張型酒皶の外

気　候	食　材	生　活
日光曝露	香辛料のきいた食べ物	心理的ストレス
高気温の天候	熱い飲み物	激しい運動
低気温の天候	特定の果物	アルコール摂取
風	特定の野菜	熱い風呂
湿気		病気などの健康状態
暖かい室内		特定の化粧品・医薬品

(筆者にて作成)

用治療でプラセボと比較して有効性を示したデータはない.

欧米では,酒皶のびまん性,そして持続性の紅斑に対して血管作動薬である α 受容体アゴニストであるブリモニジンやオキシメタゾリンの外用が販売承認されている[2].これは持続する顔面紅斑に対して比較的長期的な効果が示されており,30〜60分から3〜4時間後をピークに8〜10時間程度で顔の紅斑が減少するという整容上の効果が得られ,毛細血管拡張が持続している部分はどの箇所でも治療が可能である.現在,日本での認可は未定である.

内服治療においても,紅斑毛細血管拡張型酒皶の患者を対象としたテトラサイクリン系抗菌薬やメトロニダゾールやイベルメクチン内服治療の有効性を検証する比較試験は行われておらず,日本で紅斑毛細血管拡張型酒皶患者に対する内服療法の有効性を示す信頼性の高いエビデンスはない.漢方治療では,梔子柏皮湯,黄連解毒湯,葛根紅花湯,桂枝茯苓丸,温清飲に関する文献はあるが症例報告にとどまる[3].

一方で,レーザー治療は一定の見解が得られており,パルス色素レーザー(595 nm),Nd:YAGレーザー(1064 nm,ロングパルス),intense pulsed light(IPL)は酒皶の毛細血管拡張の改善に初期治療として非常に有効であり選択肢の1つとして推奨する[1]が,手技に熟練していることが条件であり,かつ再燃がみられることが多いので,繰り返し施行することで治療効果を維持する必要がある.実際の施術にあたっては各々の患者の症状や皮膚の状態に応じて有用性の有無を判断し,保険適用外であることやその効果に個人差がある

こと,再発の可能性があることなどを含めた十分なインフォームドコンセントが必要である.

丘疹膿疱型酒皶

1.丘疹膿疱型酒皶に対する外用療法

メトロニダゾールの酒皶に対する有効性と作用機序としては,抗細菌・抗原虫作用以外に,抗酸化作用[4],抗炎症作用,酒皶患者のスキンバリアの改善[5]などが報告されている.海外で行われたメトロニダゾール外用薬を用いた RCT のシステマティックレビューでは,メトロニダゾール外用治療は丘疹膿疱型酒皶の炎症性皮疹の減少に有効であることが示されている[6].

日本では,2022年に0.75%メトロニダゾールゲル(ロゼックス® ゲル)が酒皶に対する治療として保険収載されたが,それに先立って日本人での0.75%メトロニダゾールゲルを用いた良質なレベルⅡの RCT が報告された[7].18歳以上の丘疹膿疱型の酒皶患者130人を対象とした12週間のプラセボ対照比較試験で,0.75%メトロニダゾールゲルを1日2回外用し72.3%の症例で炎症性皮疹数の50%を超える減少,かつ紅斑重症度の改善を認め,プラセボと比較して有意な差があり,0.75%メトロニダゾールゲルの効果は12週間にわたって継続的に維持された.この試験中に薬剤に関連した有害事象は皮膚局所のみで,全身性の有害事象や重篤および高度な有害事象はみられなかった.これまでの海外の報告と日本国内での適用承認が下りたことから,ガイドラインにおける丘疹膿疱型酒皶に対する外用療法として,0.75%メトロニダゾールゲルの外用治療は推奨度 A(強く推奨される)に変更になった.日本でも酒皶標準治

療が確立されたことは大きな前進といえる.

アゼライン酸については, 海外では15%アゼライン酸ゲルについてメトロニダゾールゲルと同等の効果が報告されている[8]. 日本ではクリニック限定化粧品として20%アゼライン酸含有の低刺激性の製剤が入手可能であるが, 海外の製剤とは濃度が異なり, 酒皶に対しての効能は検証されてはいない. そのため推奨度C2であるが, メトロニダゾールゲル無効例や皮膚炎などの副作用が生じる症例では, 使用が検討されることがある[9]. その他, イオウカンフルローションは日本でも酒皶に対して保険適用があり, 保険診療で使用可能である.

近年, 欧米ではミノサイクリンフォームやイベルメクチンクリームといった新たな外用抗菌剤も使用されている[2]. 内服と比較して副作用が生じにくいのが良い点であるが, 外用抗菌剤に関しては慢性炎症性疾患である酒皶に対しては長期連用に陥りやすく, 耐性菌の発生に注意が必要である. さらに最近では, 刺激性のある過酸化ベンゾイルをマイクロカプセル化することで忍容性を向上させた過酸化ベンゾイルクリームが開発され, その有効性も示されている[10]. 海外では新たな治療選択肢が増えてきている.

2. 丘疹膿疱型酒皶に対する内服療法

丘疹膿疱型酒皶に対する内服療法では, テトラサイクリン系抗菌薬が推奨度C1とされている. 酒皶病変ではカリクレイン・セリンプロテアーゼの酵素活性が高いことが示されており, テトラサイクリン系抗菌薬はマトリックスメタロプロテアーゼに対する抗酵素作用を介して間接的に表皮角化細胞からのカリクレイン・セリンプロテアーゼ活性を抑制することで, 酒皶病態を改善させることが想定されている[11]. 海外で行われたドキシサイクリン40 mg徐放錠を用いたプラセボ対照の2つのRCTでは, 炎症性皮疹数が有意に減少した[12]. なお, 欧米で酒皶に適用承認されているドキシサイクリン40 mg徐放錠は, 本邦では未承認の抗菌作用を持たない徐放剤であるため, 抗菌薬

の1つであるドキシサイクリン50 mg錠とは異なる.

日本では, 病型不明の酒皶患者に対してミノサイクリン100 mg/日の内服と1%メトロニダゾール軟膏外用を併用し, 紅斑・丘疹症状に対して高い満足度を得られたとする症例集積研究がある[13].

テトラサイクリン系抗菌薬の使用時注意事項として, 用量に関わらず妊娠中に投与されるべきではなく, 小児での使用は歯牙黄染などの副作用から慎重に検討されるべきである. なお, 日本では酒皶に対する内服抗菌薬を用いた臨床試験は行われていない.

新規のテトラサイクリン系薬剤としてサレサイクリンが挙げられる[2]. サレサイクリンは抗菌活性のスペクトルが狭いため, ほかの経口抗菌薬と比較して抗生物質耐性の発現やマイクロバイオームの破壊を軽減できる可能性があり, 海外では酒皶治療に承認されているが, 日本では未承認の薬剤である.

漢方治療では, 丘疹膿疱型酒皶に荊芥連翹湯や十味敗毒湯, 白虎加人参湯を用いた症例報告がある[3]. 丘疹膿疱型酒皶でしばしば検出される毛包虫の治療には, イベルメクチンまたはメトロニダゾール内服が考慮されることがある. 日本での使用報告はなく, 海外のエビデンスも不十分であるため, ガイドラインとして推奨できるエビデンスはないのが現状だが, メトロニダゾール内服の際には飲酒制限や痙攣に注意する必要がある.

瘤腫型酒皶・鼻瘤

瘤腫型酒皶・鼻瘤に対しては, 外科治療やNd:YAGレーザー(1064 nm, ロングパルス)[14], 炭酸ガスレーザー[15]を用いた治療が行われることが多く, それらの症例報告はある. ただし, 瘤腫型酒皶・鼻瘤に対する外科治療やレーザー治療の適応は, 症状の程度を含めて患者個別に考慮する必要がある. 一方で, 内服・外用治療に関して日本での臨床研究は行われていない.

海外では, 顔の肉芽腫性酒皶に対して, ヒドロ

キシクロロキン[2]やJAK 1阻害薬[16]の有効性を示す症例報告もあり，今後より有効な治療法が出てくることを期待したい．

眼型酒皶

酒皶は慢性炎症性皮膚疾患であるが，顔の皮膚だけでなく眼にも影響を及ぼす．皮膚症状に加えて，患者の半数以上は眼瞼炎や結膜充血からより重篤な眼の損傷，さらには失明に至るまでの眼障害が起こる可能性もある．臨床的な酒皶の眼症状としては，再発性麦粒腫および霰粒腫を伴うマイボーム腺機能不全，びまん性充血性結膜炎，羞明，上強膜炎，または角結膜炎および稀に角膜潰瘍が含まれる[17]．これらは主に成人患者に観察されるが，小児患者にも発生する可能性があり，診察時は眼症状にも注意を払う必要がある．

酒皶のスキンケア

酒皶に対するスキンケアは，全病型において薬物治療と同時に開始するべき治療の一環と考えられている．本邦ガイドライン[1]では推奨度C1であり，「酒皶に，適切な遮光と低刺激性の洗顔料や保湿剤の使用についての指導を選択肢の1つとして推奨する」と明記されている．紫外線防御や保湿の有効性を調べた臨床試験はないが，適切な遮光と刺激の少ない洗顔料の使用や保湿剤の選択が望ましいことは，国内外で推奨されている[18]．また，患者のQOL向上のためにカバーメイクも選択肢の1つとなり得る．

治療の実際

酒皶の治療では背景要因に即した増悪因子の回避のための生活指導と，薬物・理学療法を適切に組み合わせて行う[19]．薬物治療のみに頼ることのないよう，遮光を含めた生活指導について患者の理解を得ることが非常に重要である．

欧米人での増悪因子については，これまでの調査で日光曝露や心理ストレス，気温上昇をはじめ，熱，アルコール，日光，ストレス，月経，特定の薬剤や食品など様々な要素が指摘されている[19]．日本人における増悪因子と臨床的背景を調査するために，2010年1月〜2020年12月の11年間に東北大学病院を受診した酒皶患者340例について後方視的に調査した[20]．増悪因子としては，温度差を挙げた患者が4割を占め，次いで日光曝露，飲酒，月経が挙げられた（表2）．また，臨床的合併症としては，接触皮膚炎や花粉症に加えてアレルギー性鼻炎も3割程度を占めており，特異的IgE検査ではダニやハウスダストのIgE陽性者は4割に達した[20]．外的物質の曝露のみならずアレルギー素因も酒皶病態に関与している要因の1つである可能性があり，アレルゲンの有無は酒皶治療開始時に十分に検討される必要がある．また，膠原病は常に念頭に置くべき鑑別疾患であることも確認された．以上より，患者各々の疾患背景や合併症については慎重に診察し，必要に応じて治療介入したうえで酒皶治療が開始されるべきである．

当施設での治療の実際であるが，丘疹膿疱型酒皶の場合，メトロニダゾール外用薬の治療をまず行う．丘疹膿疱の改善後の紅斑毛細血管拡張型酒皶の残存時には寛解維持を主眼として，メトロニダゾール外用薬もしくは保湿を継続するよう指導している．また紅斑血管拡張型酒皶のみの場合でも，丘疹出現時の用途とスキンケアの一環としてメトロニダゾール外用薬を処方することが多い．しかしながら，上述の通り，メトロニダゾールの紅斑毛細血管拡張型酒皶に対する効果は限定的であり，毛細血管拡張症状の改善を大きく期待することはできない．

多くの症例では，メトロニダゾール外用療法のみでは丘疹が完全に消失しないため，内服療法としてドキシサイクリン50〜100 mg/日内服を3〜4か月を目途に併用している．前述のように紅斑毛細血管拡張型酒皶に対するドキシサイクリン内服療法の有効性は確立されていないため，耐性菌の観点からも丘疹膿疱症状の改善後はドキシサイクリン内服を終了することが望ましい．再燃を繰り

外的環境因子	酒皶症状の増悪あり N(%)	増悪なし (人)	診療録上の記載なし (人)
温度差	141 (41.5)	10	189
日光曝露	60 (17.6)	7	273
飲 酒	17 (5)	4	319
月 経	6 (1.8)	7	253

	合併症	あり N(%)	なし (人)	備 考
皮膚疾患 (顔面)	接触皮膚炎	66 (19.4)	274	
	脂漏性皮膚炎	29 (8.5)	311	
	アトピー性皮膚炎	16 (4.7)	324	
アレルギー性	アレルギー性鼻炎／花粉症	93 (27.4)	105	診療録上の記載なし；142
	好酸球増多	1 (0.3)	339	
全身性	膠原病	9 (2.6)	331	シェーグレン症候群；4 皮膚筋炎；2 全身性エリテマトーデス；1 関節リウマチ；2
	炎症性腸疾患	6 (1.8)	334	潰瘍性大腸炎；1 クローン病；2 ベーチェット病；3
	甲状腺疾患	6 (1.8)	334	甲状腺機能亢進症；2 甲状腺機能低下症；3 先天性甲状腺機能低下症；1

返しやすい場合は長期継続せざるを得ない場合もあるが, 漫然と投与しないように留意したい.

＜症例1＞38歳, 女性. 1年前から両頬の発赤が生じ, 保湿で経過をみていたが, 症状増悪傾向があるため当科を紹介された.

当科初診時, 両頬部に丘疹・膿疱を混じる比較的境界明瞭な紅斑が左右対称にみられた（図1-a). ダーモスコピーでは紅斑部は毛細血管拡張と開大した毛孔周囲の発赤があり, 臨床診断として酒皶, 毛包虫症, 鑑別診断として接触皮膚炎, 膠原病の否定は必要と考えた.

血液検査では抗核抗体を含めた膠原病スクリーニング検査はすべて陰性であった. 皮疹部の膿疱から鏡検で毛包虫が検出された. 頬部の紅色丘疹から皮膚生検を施行し, 毛包や脂腺部の周囲に類上皮細胞の増殖と乾酪壊死を伴わない肉芽腫形成を認め, 臨床型と合わせて丘疹膿疱型酒皶と診断した.

治療に先立って, 遮光や刺激物を避けるなどの生活指導を行った. 薬物療法は, 1％メトロニダゾール軟膏（院内製剤）の外用とドキシサイクリン100 mg/日の内服を開始した. 内服開始後, 丘疹膿疱の改善がみられたため2か月後に内服を終了した（図1-b). 外用治療を継続し, 1年半後に0.75％メトロニダゾールゲルに変更したが丘疹の再発なく紅斑も改善傾向にあったため2年後に治療を終了した.

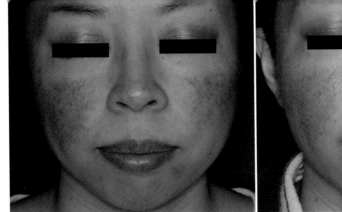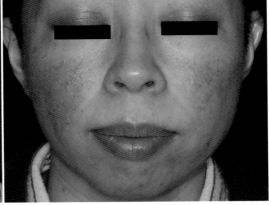

図 1．症例1　　　　　　　　　　　　　　　a｜b

a：治療前．両頬部を中心とした丘疹・膿疱を混じる紅斑．ダーモスコピーでは紅斑部
　は毛細血管拡張と開大した毛孔周囲の発赤を認めた．
b：治療開始2か月後．丘疹膿疱とともに紅斑も改善した．

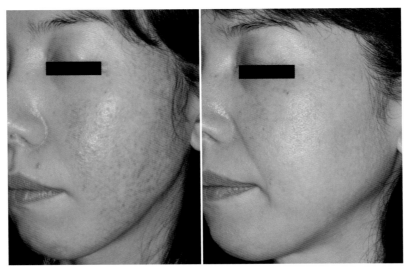

図 2．症例2　　　　　　　　　　　　　　　a｜b

a：治療前．紅色小丘疹を伴うびまん性の紅斑
b：治療開始1年後．症状はほぼ軽快した．

　＜症例2＞36歳，女性．1年前から頬の赤みを自覚していた．自宅でピーリングをしていたことから接触皮膚炎の診断でstrongクラスのステロイド外用薬を処方され外用していた．その後も紅斑の改善なく，火照り症状が強くなってきたため当科を紹介された．

　当科初診時，両頬部，眉間，額にびまん性の紅斑をみとめ，紅色小丘疹が散在していた（図2-a）．毛細血管拡張が目立ち，面皰形成はみられなかった．

接触皮膚炎を鑑別に挙げたが，これまでの経過と火照りなどの臨床症状からステロイド外用で誘発された酒皶を第一に考えた．

　生活指導を行ったうえで，ドキシサイクリン200 mg/日内服と1%メトロニダゾール軟膏外用で治療を開始した．2か月後，丘疹の減少を認めドキシサイクリン100 mg/日に減量したが，その後も軽度の再燃を繰り返し，1年ほどかけて減量し内服終了とした（図2-b）．以後，1%メトロニダ

ゾール軟膏から0.75%メトロニダゾールゲルとし外用を継続して再燃はない.

おわりに

酒皶の病型別による治療法について概説した.酒皶病態の解明が進むにつれて,海外における薬剤の適応や新規薬剤の開発が進み,治療選択肢が増えつつあるが,日本での承認はまだ先になりそうである.

酒皶の症候は個人差が大きいため,近年海外では酒皶の病型別の評価のほかに症候別に治療方法を選択・変更する概念も提唱されている.患者ごとの増悪因子や合併症,さらに症候を見極め,最善の治療を選択するために,今後も日本人患者の症例集積が望まれる.

文　献

1) 山﨑研志ほか：尋常性痤瘡・酒皶治療ガイドライン 2023．日皮会誌，**133**(3)：407-450，2023．
2) Choe J, et al：Emerging Medical Therapies in Rosacea：A Narrative Review. *Dermatol Ther* (*Heidelb*)，**13**(12)：2933-2949, 2023.
3) 高橋邦明：酒皶の漢方療法．*J Visual Dermatol*，**13**：913，2014.
4) Miyachi Y, et al：Anti-oxidant action of metronidazole：A possible mechanism of action in rosacea. *Br J Dermatol*，**114**：231-234, 1986.
5) Draelos ZD：Assessment of skin barrier function in rosacea patients with a novel 1% metronidazole gel. *J Drugs Dermatol*，**4**：557-562, 2005.
6) van Zuuren EJ, et al：Interventions for rosacea. *Cochrane Database Syst Rev*，**16**：(3)：CD003262, 2011.
7) Miyachi Y, et al：Metronidazole gel(0.75%)in Japanese patients with rosacea：A randomized, vehicle-controlled, phase 3 study. *J Dermatol*，**49**：330-340, 2022.
8) Thiboutot DM, et al：Azelaic acid 15% gel once daily versus twice daily in papulopustular rosa-cea. *J Drugs Dermatol*，**7**：541-546, 2008.
9) 角田加奈子：酒皶の治療：アゼライン酸外用薬．*J Visual Dermatol*，**22**：447-449，2023．
10) Bhatia ND, et al：Efficacy and Safety of Micro-encapsulated Benzoyl Peroxide Cream, 5%, in Rosacea：Results From Two Phase Ⅲ, Randomized, Vehicle-Controlled Trials. *J Clin Aesthet Dermatol*，**16**(8)：34-40, 2023.
11) Kanada KN, et al：Doxycycline indirectly inhibits proteolytic activation of tryptic kallikrein-related peptidases and activation of cathelicidin. *J Invest Dermatol*，**132**：1435-1442, 2012.
12) Del Rosso JQ, et al：Two randomized phase Ⅲ clinical trials evaluating anti-inflammatory dose doxycycline(40-mg doxycycline, USP capsules) administered once daily for treatment of rosa-cea. *J Am Acad Dermatol*，**56**：791-802, 2007.
13) 藤本　亘ほか：酒皶・酒皶様皮膚炎の現状─川崎医科大学付属病院における 2002～2011 年の集計─．皮病診療，**35**：307-313，2013．
14) 平本道昭ほか：Nd-YAG レーザーによる鼻瘤治療の経験．大阪府済生会中津病院年報，**13**：201-204，2003．
15) Hsu CK, et al：Good cosmesis of a large rhinophyma after carbon dioxide laser treatment. *J Dermatol*，**33**：227-229, 2006.
16) Ren M, et al：Successful Treatment of Granulomatous Rosacea by JAK Inhibitor Abrocitinib：A Case Report. *Clin Cosmet Investig Dermatol*，**20**(16)：3369-3374, 2023.
17) Vassileva S, et al：Rosacea：The eyes have it. *Clin Dermatol*，**41**(4)：528-536, 2023.
18) 菊地克子：【The 酒皶─酒皶・赤ら顔のベストな対処法を探る】酒皶のスキンケア．*Visual Dermatol*，**13**：863-865，2014．
19) Elewski BE, et al：Rosacea-global diversity and optimized outcome：proposed international consensus from the Rosacea International Expert Group. *J Eur Acad Dermatol Venereol*，**25**：188-200, 2011.
20) Wada-Irimada M, et al：Characterization of rosacea patients in Tohoku area of Japan：Retrospective study of 340 rosacea cases. *J Dermatol*，**49**(5)：519-524, 2022.

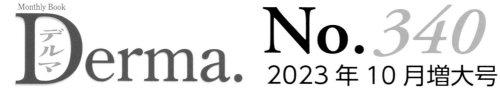
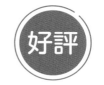

Monthly Book

Derma. No.340

2023年10月増大号

好評

切らずに勝負！皮膚科医のための美容皮膚診療

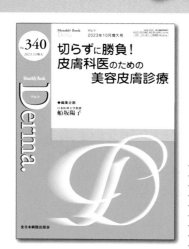

■編集企画：船坂陽子（日本医科大学教授）

定価 5,610 円（本体 5,100 円＋税）
B5 判　　188 ページ

　ひとりひとりの皮膚の状況に合った各治療法の選択はもちろん、低侵襲で "切らずに" 行う美容皮膚診療について各治療法のエキスパート達がわかりやすく解説します。美容皮膚診療の現状と、最新の知識を学ぶ1冊です。

Contents

全日本病院出版会
〒113-0033　東京都文京区本郷 3-16-4　Tel：03-5689-5989
www.zenniti.com　　　　　　　　　　　　　Fax：03-5689-8030

MB Derma, 349：17-23, 2024.

◆特集／酒皶パーフェクトガイド
酒皶の光治療とレーザー治療

角田加奈子*

Key words：酒皶（rosacea），紅斑毛細血管拡張型（erythema telangiectatic type），intense pulsed light：IPL，パルス色素レーザー（pulsed dye laser），Nd:YAG レーザー（Nd:YAG laser）

Abstract　酒皶は顔面の毛包・脂腺を反応の首座とした慢性炎症病態である．改善に時間がかかる症例が多いことや，ときに鑑別に苦慮するため診療に難しさを感じることもあるが，悪化因子の除去，適切なスキンケア，症候に合わせた治療を軸に診療を行うことで多くの症例を寛解に導くことができる．酒皶の病型のなかでも紅斑毛細血管拡張型酒皶は有効な治療方法が確立されておらず，本邦の皮膚科診療における課題ともいえる．紅斑毛細血管拡張型酒皶は，適切な光・レーザー治療により，改善が得られることが多く，標準治療で難治である場合や QOL が著しく低下している患者に照射を検討する．

はじめに

　酒皶は主として中高年の顔面に生じる原因不明の慢性炎症性疾患で，臨床的特徴から紅斑毛細血管拡張型酒皶（erythemato-telangiectatic rosacea：ETR），丘疹膿疱型酒皶（papulopustular rosacea：PPR），瘤腫型酒皶・鼻瘤（phymatous rosacea），眼型酒皶（ocular rosacea）に分類される[1]．欧米と比較して本邦の酒皶患者は少ないと考えられているが，臨床の場で遭遇することは決して少なくない．慢性に経過する顔面の潮紅と易刺激性から QOL が低下していることを十分に理解し，患者に寄り添った診療を行うとともに，できるだけ早期に症状の改善を図る必要がある．酒皶の病型のなかでも ETR は，現在本邦において有効な治療方法が確立されていないこともあり，治療に難渋することがしばしばあるが，適切な光・レーザー治療により改善する症例が多く，治療選択肢の1つとなる．

* Kanako TSUNODA，〒028-3695 岩手県紫波郡矢巾町医大通 2-1-1　岩手医科大学皮膚科学講座，講師

酒皶における光・レーザー治療の位置付け

　光・レーザー治療は，毛細血管拡張の減少・縮小をもたらすことで ETR の症状を改善する[1][2]．「尋常性痤瘡・酒皶治療ガイドライン 2023」において，ETR に対する光・レーザー治療は推奨度 C1 で，パルス色素レーザー（pulsed dye laser：PDL）（595 nm），Nd:YAG レーザー（1064 nm，ロングパルス），intense pulsed light（IPL）を選択肢の1つとして推奨する．ただし各種機械の特性を十分に理解したうえで行うことが望まれると記載されている．ETR を対象としたレーザー治療に関する報告は多数あるが，治療プロトコールは一定ではなく，またレーザー治療器は機種により線源，波長，エネルギー密度，ホットスポット，スポットサイズが異なるため，種々の試験を結びつけて評価することは困難である[1]．現在本邦において，ガイドライン上推奨度の高い ETR 治療はなく，治療法は確立していない．標準治療で難治である場合や QOL が著しく低下している患者には光・レーザー治療の実施を検討する．施術にあたっては各々の患者の症状や皮膚の状態に応じて有用性の有無を判断し，効果に個人差があること，保険適

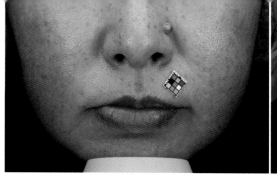

図 1.
症例 1 : 50 歳代, 女性
　a：治療前
　b：20%アゼライン酸クリーム外用,
　　ドキシサイクリン内服 5 週後
　c：IPL 2 回治療後

用外であることや再発の可能性があることなどを含めた十分なインフォームドコンセントが必要である[1].

光・レーザー治療導入前の注意点

光・レーザー治療を行う前に酒皶と鑑別すべき疾患(尋常性痤瘡, 脂漏性皮膚炎, 接触皮膚炎, エリテマトーデス, 皮膚筋炎, 好酸球性膿疱性毛包炎, 顔面播種状粟粒性狼瘡など)を除外する. 光・レーザー治療は紅色調の強い部位に, より熱影響を与えるため, 炎症が強い状態で照射を行うと紅斑やほてりが増強し, 治療継続が困難になることがある. PPR の患者には薬物療法をまず行い, 丘疹・膿疱が消退し, 炎症を抑えた状態から照射を開始する(**図 1**：症例 1). また, 照射を開始する前に詳細な問診により悪化因子を特定・除去すること, スキンケア指導を行い皮膚が保湿された状態にすること, 照射後も遮光と保湿を徹底することが治療を成功させるポイントである. National Rosacea Society による酒皶患者調査結果[3]によると, 割合の高い悪化因子は日光曝露が 81%, 心理ストレスが 79%, 高気温の天候が 75%, 風が 57%

であった. 日本人を対象とした調査では, 温度変化が悪化因子として最も多く, 次いで日光曝露だった[4)5)]. 光・レーザー治療後の遮光は非常に重要であり, 適切に遮光クリームを塗布した群は, 塗布しなかった群と比較して, IPL 照射時の疼痛および照射後の紅斑が軽度だったと報告されている[6]. 光・レーザー照射後, 遮光クリームの塗布は勿論だが, 強い日差しのある時間帯の外出は極力避ける, 外出の際には日陰を歩く, 帽子や日傘などで物理的に日光を遮ることを説明する.

光治療

IPL は操作が簡便でダウンタイムが少なく, 皮膚老化の諸症状に有効なため美容皮膚科領域で汎用されている治療機器であるが, 尋常性痤瘡や酒皶などの皮膚疾患の治療機器としても有用で, 特に酒皶に対して高い治療成績が報告されている[7)8)].

IPL はキセノンランプを光源とし, 広域波長, 散乱性, 非干渉性の光を発振する機器である. 照射時間, 照射休止時間, 出力の分割数など様々な設定を変更できる機器もあれば, フルエンスの強

さにより自動で変更される機器もある．設計が様々であるため，用いる機器の特性を十分理解したうえで治療を行うことが重要である．IPLはおよそ400〜1200 nmの波長を発振するが，実際にはフィルターで不要な波長がカットされる．波長フィルターはIPLのハンドピース内に組み込まれている固定式のタイプと，術者が用途に応じて変更可能なタイプがある．変更可能な機種でETR治療を行う場合は，ヘモグロビンの吸収ピークである542 nm，577 nmを含む波長帯を十分な割合で発振するフィルターを用いる．実際にはメラニンの吸収や深達性を考慮し590 nm付近にピークを持つフィルターが選択される．IPLの作用機序は基本的に選択的光熱溶解論と組織への加熱効果による真皮リモデリングの2点で説明される[9]〜[11]．

IPLに関するシステマティックレビューでは，酒皶患者の毛細血管拡張と紅斑への効果はPDLと同等であったと報告されている[12]．また，PDLとIPLのETRに対する効果を比較したシステマティックレビューでも，両者の効果は同等で，IPLは紫斑形成のリスクが低く，設定に左右されずに紅斑の改善に有効であること，色素性病変に対しても同時に治療が可能であり，より利点が多い治療機器であると述べている[13]．Luoら[14]は260人の酒皶患者を対象に，IPL照射群（540 nm-IPL，4週間隔3回）とスキンケア群を比較したランダム化比較試験を行い，病変の30％以上のクリアランスが得られた患者の割合は，IPL照射群で1回治療後から有意に高かったことを報告している．治療開始6か月後（照射終了から3か月）の評価では90％以上の改善が66.36％，60〜90％の改善が20.56％，30〜60％の改善が8.41％で，いずれもスキンケア群と比較して有意に高かった．また，2年間の追跡期間における再発率は8.41％であったと報告している．筆者らの検討では，IPLをETR患者の全顔に照射後，さらに目視される血管に対して小スポットIPL照射を併用した場合，3回照射後の画像解析による病変の範囲の減少率の平均は64.5％だった[15]．酒皶では真皮に肥満細胞が浸潤し，カセリサイディンの刺激によって，肥満細胞由来のキマーゼや，マトリックスメタロプロテアーゼ9（MMP-9）が亢進する[16]が，IPL照射により in vitro 培養の肥満細胞からのMMP-9やカセリサイディンの発現が低下することや，マウスLL-37誘発性酒皶モデルでの肥満細胞脱顆粒の抑制とMMP-9やカセリサイディンの発現抑制が確認されている[17]．

IPL治療による紅斑の改善とともに，ほてりの訴えも改善することが多い．また，IPLは基本的に全顔に行う施術であるため，ETRによる紅斑の改善に加えて，老人性色素斑の淡色化やskin textureの改善により全体に若々しい印象になり，高い患者満足度が得られる．筆者の経験上，浅在性で淡い紅色調を呈する症例はIPL治療への反応が良好で，比較的少ない照射回数で紅斑が改善する．一方で紫色調を帯びている症例や，浮腫・皮膚の肥厚を伴う症例，罹患期間が長期にわたる症例ではIPL治療の反応が不良で複数回の治療を要する．

IPL照射の実際

IPLが発振する光は散乱光であるため，照射距離が効果に直結する．そのため，皮膚とハンドピースを適切に接触させることが重要である．照射面と皮膚面の光学的適合性を高めるため無色のジェルを塗布し照射を行う．このとき，強い圧で押し付ければ想定以上の強い照射となり，離しすぎれば弱い照射になり十分な効果が得られない．施術中は常に，ハンドピースと照射面の距離に注意を払う．IPLの照射面積は10×30 mm程度の長方形のものが多く，短時間で広範囲の治療が可能であるが，目視される毛細血管拡張の治療や，鼻などの凹凸部に照射を行う際には，小さなスポットサイズのIPL機器が有用である（**図2**：症例2）．

＜症例1＞50歳代，女性．両頬にびまん性紅斑と毛細血管拡張がみられ，毛孔一致性の小丘疹が散在していた（**図1-a**）．PPRの診断で，20％アゼライン酸クリーム（DRX® AZAクリア®：ロート

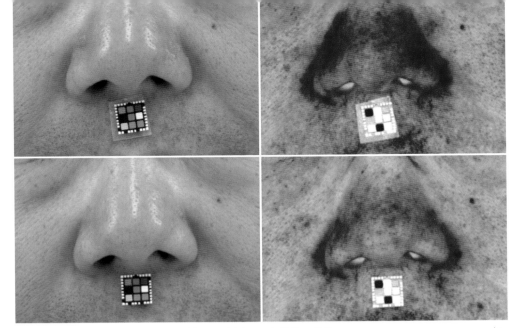

図 2. 症例 2：50 歳代, 男性

a：治療前
b：治療前（VISIA®）
c：IPL 3 回治療後
d：IPL 3 回治療後（VISIA®）

a	b
c	d

製薬）外用とドキシサイクリン 100 mg/日内服を開始した. 5 週間後両頬部の丘疹は消退した（図 1-b）. 残存する紅斑に対して IPL を 2 回照射し改善した（図 1-c）.

【機種・設定】機種：M22™（ルミナス・ビー・ジャパン）, フィルター：590 nm, 分割照射回数：2, 照射時間：各々 5.5 msec, 照射休止時間：35 msec, 照射出力：13～14 J/cm².

＜症例 2＞50 歳代, 男性. 鼻部の紅斑を主訴に受診（図 2-a, b）. 6 mm ライトガイドで鼻部に IPL を 3 回照射し, 紅斑は改善した（図 2-c, d）.

【機種・設定】機種：M22™, フィルター：Vascular filter（530～650, 900～1200 nm）, 分割照射回数：2, 照射時間：各々 5.5 msec, 照射休止時間：35 msec, 照射出力：31～32 J/cm².

＜症例 3＞40 歳代, 女性. 顔面全体に紅斑がみられ, ほてりを伴っていた（図 3-a, b）. IPL 3 回照射後, 頬の紅斑は改善した（図 3-c, d）.

【機種・設定】機種：M22™, フィルター：590

nm, 分割照射回数：2, 照射時間：各々 5.5 msec, 照射休止時間：35 msec, 照射出力：13～15 J/cm².

レーザー治療

ETR に対するレーザー治療は PDL（595 nm）とロングパルス Nd:YAG レーザー（1064 nm）が用いられる[1]. PDL では, レーザー光の皮膚深達性は皮表から深さ 1.5～1.7 mm 程度, 血管径 0.1～1 mm の真皮上層の毛細血管拡張が対象である一方で, Nd:YAG レーザーは 3～4 mm まで深達し, 血管径 3 mm 程度まで有効とされている[18]. Alam ら[19] は 14 名の facial erythema 患者を対象に, PDL と Nd:YAG レーザーの有効性についてランダム化比較試験を行った. 顔面片側にそれぞれ PDL と Nd:YAG レーザーを 3～4 週ごとに 4 回照射した. PDL 治療群ではベースラインより赤みが 52%減少し, Nd:YAG レーザー治療群では 34%減少した. 疼痛は Nd:YAG レーザー治療群で少なく, 両群において深刻な副作用はみられなかった

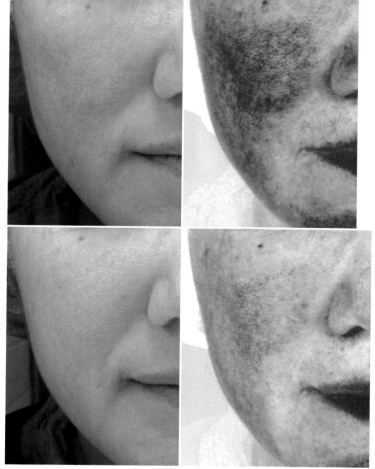

$\begin{array}{c|c} a & b \\ \hline c & d \end{array}$

図 3. 症例3：40歳代，女性
a：治療前
b：治療前（VISIA®）
c：IPL 3回治療後
d：IPL 3回治療後（VISIA®）

と報告している．また，PDL と Nd:YAG レーザーはそれぞれ単独でも有効であるが，併用することで毛細血管拡張の消失に対して，より有用と報告されている[20]．レーザー治療直後は局所の冷却を数分間行い，治療の翌日からは遮光の徹底に努める．治療間隔は約2〜3か月で（夏季は避けることが多い），3〜5回治療を目安に治療を繰り返す．照射設定にもよるが紫斑形成，浮腫が生じる可能性を説明する．稀ではあるが小水疱，皮膚びらん，色素脱失，色素沈着，単純ヘルペスや伝染性膿痂疹の報告があるため，異常があるときは早期に受診するように説明する．

＜症例4＞60歳代，男性．顔面の紅潮とほてりを主訴に受診した．鼻部に毛細血管拡張を伴う紅斑を認める（**図 4-a**）．PDL 照射を3か月ごとに10回行い，紅斑は淡色化した（**図 4-b**）．
　【機種・設定】機種：Vbeam™（シネロン・キャンデラ社），設定：7 mm スポット，パルス幅3 msec，照射出力12 J/cm²，DCD 40/10．
　＜症例5＞50歳代，男性．鼻部に毛細血管拡張を伴う紅斑を認める（**図 5-a**）．PDL 照射を3か月ごとに4回行い，鼻の紅斑は改善し，毛細血管拡張も細小化した（**図 5-b**）．
　【機種・設定】機種：Vbeam™（シネロン・キャ

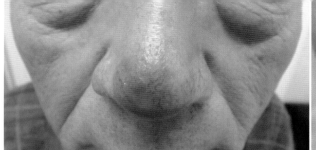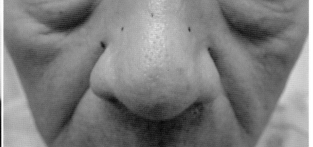

図 4. 症例 4：60 歳代，男性　　　　　　　　　　　　　　　　　　　　　　a｜b
a：治療前
b：色素レーザー 10 回治療後
（赤坂病院皮膚科　赤坂季代美先生のご厚意による）

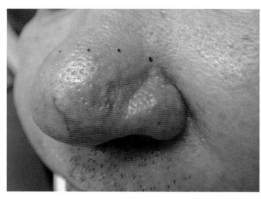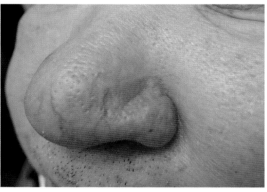

図 5. 症例 5：50 歳代，男性　　　　　　　　　　　　　　　　　　　　　　a｜b
a：治療前
b：色素レーザー 4 回治療後
（赤坂病院皮膚科　赤坂季代美先生のご厚意による）

ンデラ社），設定：7 mm スポット，パルス幅 3 msec，照射出力 12 J/cm², DCD 40/10.

おわりに

　ETR は適切な光・レーザー治療により改善が得られることが多く，治療選択肢の 1 つとなる．今後，日本人を対象とした有効性，副作用や再発頻度，他治療との併用も含めた検討が必要である．酒皶は慢性に経過し，難治性の疾患ではあるが，悪化因子の特定・除去，スキンケア指導，薬物治療，光・レーザー治療による複合的なアプローチにより改善が可能である．

　本論文について他者との利益相反はない．

文　献

1) 山﨑研志ほか：尋常性痤瘡・酒皶治療ガイドライン 2023. 日皮会誌，**133**：407-450，2023.
2) Scaller M, et al：Recommendations for rosacea diagnosis, classification and management：update from the global ROSacea COnsensus 2019 panel. *Br J Dermatol*, **182**：1269-1276, 2020.
3) National Rosacea Society：Rosacea Triggers Survery. https://www.rosacea.org/patients/rosacea-triggers/rosacea-triggers-survey
4) Yamasaki K, et al：Perspectives on rosacea patient characteristics and quality of life using baseline data from a phase 3 clinical study conducted in Japan. *J Dermatol*, **45**：1221-1227, 2022.
5) Wada-Irimada M, et al：Characterization of

rosacea patients in Tohoku area of Japan：Retrospective study of 340 rosacea cases. *J Dermatol*, **49**：519-524, 2022.

6）Jones IT, et al：Open-label study assessing the efficacy and tolerability of topical skincare and sun protection products following intense pulsed light treatment. *J Cosmet Dermatol*, **17**：441-447, 2018.

7）Lim HS, et al：The efficacy of intense pulsed light for treating erythematotelangiectatic rosacea is related to severity and age. *Ann Dermatol*, **26**：491-495, 2014.

8）Schilling LM, et al：Safety of combination laser or intense pulsed light therapies and doxycycline for the treatment of rosacea. *Dermatol Surg*, **45**：1401-1405, 2019.

9）根岸 圭ほか：IPL による美容皮膚治療. 日レ医誌, **31**：53-60, 2010.

10）船坂陽子：美容皮膚科におけるレーザー治療. 日レ医誌, **27**：309-314, 2007.

11）Anderson, R, et al：The optics of human skin. *J Invest Dermatol*, **77**：13-19, 1981.

12）Wat H, et al：Application of intense pulsed light in the treatment of dermatologic disease：a systematic review. *Dermatol Surg*, **40**：359-377, 2014.

13）Chang HC, et al：Pulsed dye laser versus intense pulsed light for facial erythema of rosacea：a systematic review and meta-analysis. *J Dermatolog Treat*, **33**：2394-2396, 2022.

14）Luo Y, et al：Improved telangiectasia and reduced recurrence rate of rosacea after treatment with 540 nm-wavelength intense pulsed light：A prospective randomized controlled trial with a 2-year follow-up. *Exp Ther Med*, **19**：3543-3550, 2020.

15）Tsunoda K, et al：Successful treatment of erythematotelangiectatic rosacea with intense pulsed light：Report of 13 cases. *J Dermatol*, **45**：1113-1116, 2018.

16）Muto Y, et al：Mast cells are key mediators of cathelicidin-initiated skin inflammation in rosacea. *J invest Dermatol*, **134**：2728-2736, 2014.

17）Jiang P, et al：Mast cell stabilization：new mechanism underlying the therapeutic effect of intense pulsed light on rosacea. *Inflamm Res*, **72**：75-88, 2023.

18）上中智香子：赤ら顔：酒さに対するレーザー治療. *Beauty*, **12**：51-58, 2019.

19）Alam M, et al：Comparative effectiveness of nonpurpuragenic 595-nm pulsed dye laser and microsecond 1064-nm neodymium：yttrium-aluminum-garnet laser for treatment of diffuse facial erythema：A double-blind randomized controlled trial. *J Am Acad Dermatol*, **69**：438-443, 2013.

20）Karsai S, et al：Treatment of facial telangiectasia using a dual-wavelength laser system（595 and 1,064 nm）：a randomized controlled trial with blinded response evaluation. *Dermatol Surg*, **34**：702-708, 2008.

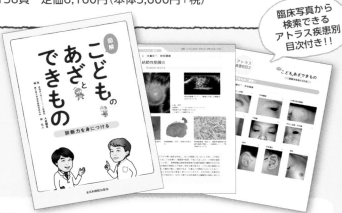

MB Derma, 349：25-28, 2024.

◆特集／酒皶パーフェクトガイド

鼻瘤など腫瘤型酒皶の外科的治療

大原國章*

Key words：電気メス(electrocautery)，炭酸ガスレーザー(carbon dioxide laser)，自然治癒(natural healing)

Abstract 鼻は本来皮脂腺が多いが，それが過剰増殖して鼻が肥大した状態が鼻瘤と考えられる．治療としてはこの過剰な皮脂腺を除去すればよいのだが，治療目的は鼻の形態を正常な状態に戻すことであり，整容が主眼となる．過去には植皮や皮弁による手術が行われていたが，現在では電気メスや炭酸ガスレーザーによる保存的な方法が主流である．要点は過剰組織を削り取って形態を整えるのであるが，創面は自然治癒を待つだけでよい．残存した皮脂腺組織から皮膚が再生するからである．

鼻瘤は酒皶の究極型とされているが，鼻瘤患者には酒皶に定型的な頬の発赤はなく，頬の皮膚は厚くて，脂性，痤瘡様の丘疹・結節を伴うことが多い．男性に多いが女性例もみられる．

当初は鼻先が丸くなり，いわゆる団子鼻，あるいはピエロ様の様相であるが(**図1**)，次第に局面性に隆起するようになり(**図2, 3**)，結節・腫瘤を形成して(**図4**)，鼻全体も腫大する(**図5**)．痛痒の自覚症はなく，緩徐に進行する．

保存的治療は無効であり，外科的な処置が必要である．治療方法としては，過去には鼻背皮膚を切除して植皮あるいは皮弁で修復といった観血的な方法が行われていたが，治療結果，手術侵襲の点で満足な結果とはならなかった．

本症の病理・病態から考えて(**図6〜8**)，皮脂腺の上皮成分からの再上皮化を待つ保存的方法が理に適っている．具体的には，電気メス・高周波メスの切開モードで過剰な増殖を削って鼻の形を整

図 1.
鼻の先端部全体が軽度に肥大し，点状陥凹が目立つ．

* Kuniaki OHARA, 〒107-0052 東京都港区赤坂1-8-1 赤坂インターシティ AIR 地下1階 赤坂虎の門クリニック，理事長／院長

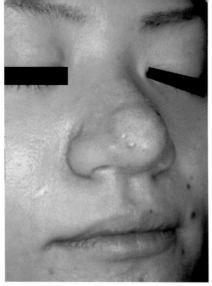

図 2. 女性例
鼻の頂点が隆起し始めている.

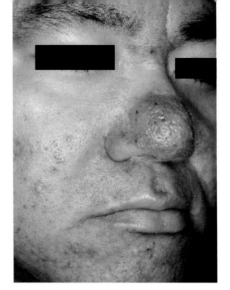

図 3.
鼻背の赤い隆起がはっきりしている. 顔全体が脂性で, 痤瘡様の丘疹も目立つ.

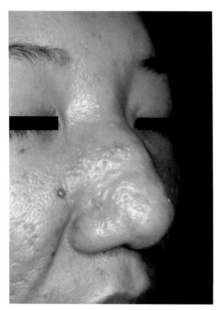

図 4. 女性例
鼻背全体に凹凸が生じている. 頬の皮膚も厚く, 脂性である.

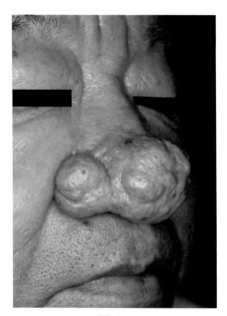

図 5.
結節状の隆起が多発し, 鼻全体も肥大している.

え, その後に炭酸ガスレーザーで出血のコントロール, 浸出液の抑制を図り, 創面は軟膏療法を施して自然治癒を待つ. 鼻背は出血しやすく, 適宜凝固モードを併用しながら削っていく. 特に鼻翼を削る際には, 鼻翼に沿って上行する外側鼻動脈からの動脈性出血は確実に凝固・止血しておく.

削った創面は当初は浸出液による痂皮でおおわれるが, 軟膏処置・洗顔していれば 2 週間程で再上皮化する (図 9).

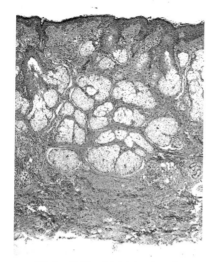

図 6. 鼻瘤. 別症例の病理像
皮脂腺が過剰に増殖し, 周囲の膠原
線維も厚くなっている.

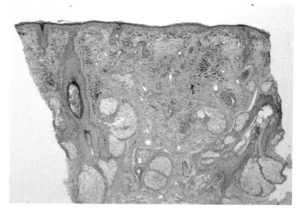

図 7. Lentigo maligna(悪性黒子)症例の鼻尖部
毛包に付随する脂腺は存在するが量的には多くない(図
7, 8は正常と判断される病理像を対照として提示した).

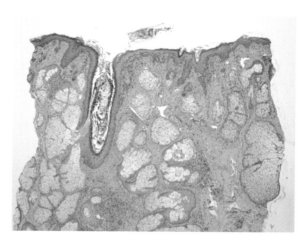

図 8.
Lentigo maligna(悪性黒子). 鼻翼部の病理
皮脂腺はかなり多いが, 膠原線維の増生はない.

a│b

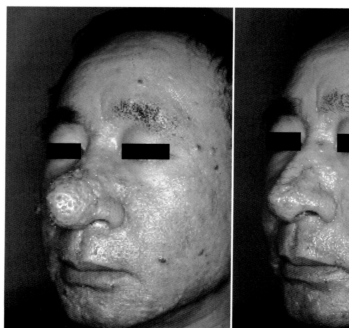

図 9.
a：術前の状態
b：鼻の過剰組織と頬
　の皮膚も削って,
　術後5か月

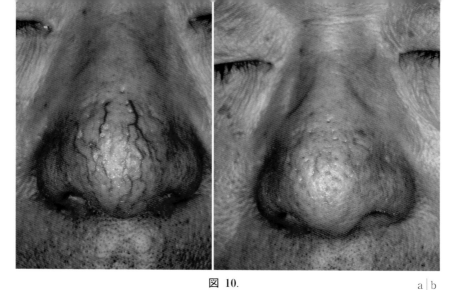

図 10.
a：鼻尖部に電光のように分枝する血管
b：治療 6 か月後の状態

a|b

2〜3 か月は創面の発赤が続くが，次第に皮膚色となってくる．

追 記

鼻背の血管拡張を主訴とする場合には，血管硬化剤（ポリドカスクレロール）の注入が奏効する（**図 10**）．酒皶の血管は太くて血流が早いので，色素レーザーでは効果が得られにくい．インシュリン注射用の細い針で皮膚に立ち上がってくる部分から薬剤を注入すると，瞬時に薬剤が分枝状に流れ込むのが直視できる．

MB Derma, 349：29-36, 2024.

◆特集／酒皶パーフェクトガイド

口囲皮膚炎・開口部皮膚炎

福屋泰子*

Key words：口囲皮膚炎(perioral dermatitis)，酒皶様皮膚炎(steroid-induced rosacea)，酒皶(rosacea)，治療(treatment)

Abstract 赤ら顔や顔面の炎症性丘疹を生じる疾患に口囲皮膚炎/開口部皮膚炎，酒皶様皮膚炎がある．これらは酒皶に症状が類似し，発症原因も不明なことから，様々な捉え方をされており，混乱しやすく，診断基準も曖昧である．

　そのため医原性に症状を悪化させてしまう症例が未だに存在する．医原性疾患を生み出さず，患者に合った治療を行うためには，診療のなかでこれらの疾患が鑑別診断として挙がる必要がある．本稿では口囲皮膚炎/開口部皮膚炎，酒皶様皮膚炎について，酒皶などの鑑別診断とともに，その臨床的特徴に注目して述べた．今後の診療の一助になれば幸いである．

酒皶とその類縁疾患

　赤ら顔や顔面の炎症性丘疹を主訴に皮膚科を受診する患者は多い．ときにその診断は難しく口囲皮膚炎・酒皶様皮膚炎という疾患の存在が周知されている現在でも，皮膚科を転々とするなかでステロイド外用薬を長期にわたり処方され，皮疹を悪化させた状態で当院にたどり着く患者は少なくない．医原性疾患を生み出さない，そして患者に合った治療を行うためには，酒皶やその類縁疾患の特徴を整理して押さえ，診療においてはこれらの疾患を常に念頭に置く必要がある．口囲皮膚炎は眼瞼周囲にも同様の皮疹を形成することがあり，これは眼囲皮膚炎と称され，口囲皮膚炎と眼囲皮膚炎を併せて開口部皮膚炎と記載する皮膚科学書がある．口囲皮膚炎/開口部皮膚炎およびステロイド外用薬などによって生じる酒皶様皮膚炎については，本邦の教科書・文献で様々な捉え方がされており混乱しやすく，診断の基準も曖昧である．ここでは筆者が考える口囲皮膚炎/開口部

皮膚炎，酒皶様皮膚炎について酒皶との異同を含めて述べたいと思う．

口囲皮膚炎について

　口囲皮膚炎は口囲を中心とした毛包脂腺系の炎症を生じる疾患である．成人女性に多く，小児に生じることもある．ステロイド外用薬の使用や，ときにタクロリムス外用薬の使用が誘因となって発症するが，これらの使用歴がなくても発症する症例がある．原因は未だ明らかとなっておらず，外用薬の使用以外では紫外線，細菌感染，毛包虫感染，化粧品，保湿剤などの誘因や，生理前の悪化，妊娠中の発病などが知られている[1]．

口囲皮膚炎/開口部皮膚炎の臨床像

　口囲皮膚炎では鼻唇溝，口角外方，頤部に比較的大きさの揃った1mm前後の細かい常色，または淡紅色の丘疹を集簇性に認めるのが特徴である．**図1-a**では比較的境界明瞭で口唇を中心に円を描くように皮疹がある．ときに鼻の周囲や眼瞼周囲(**図1-b**)にも同様な皮疹を認めるが，頬に皮疹はみられない．病変部には淡い紅斑を伴うこと

* Yasuko FUKUYA，〒179-0072 東京都練馬区光ヶ丘2-5-1　練馬光ヶ丘病院皮膚科，部長

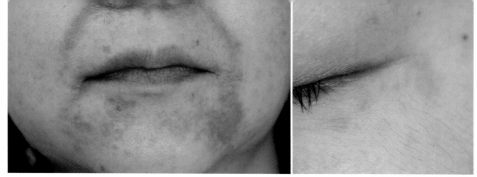

図 1. 口囲皮膚炎/開口部皮膚炎の臨床像　　　　　　　　a｜b
a：鼻唇溝，口角外方，頤部に比較的大きさの揃った細かい
　　丘疹を集簇性に認める．
b：眼瞼周囲にも丘疹を認める．

（福屋泰子：マスク皮膚炎としての口囲皮膚炎．Visual
Dermatol，22(5)：476-477，2023．に掲載した症例）

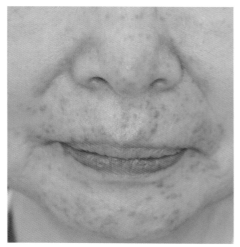

図 2. 口囲皮膚炎
口囲・鼻背に限局し，比較的大型の紅色
丘疹が不規則に集簇している．

があるが，大型の丘疹や膿疱はない．自覚症状と
して痒みやヒリヒリ感を伴う[1]．図1は開口部皮
膚炎の典型例と考える．一方，皮疹の部位は口囲
に限局しているが，鼻唇溝に限らず紅色丘疹が不
規則に多発している症例も経験した（図2）．この
場合の紅色丘疹は尋常性痤瘡とも湿疹とも言いが
たい皮疹である．この症例は高齢の女性で，過去
に酒皶様皮膚炎の加療歴があり，今回の皮疹出現
前にステロイド外用薬などの使用はなかった．抗
菌薬の内服で皮疹は軽快した．このように口囲皮
膚炎ではステロイドやタクロリムス外用薬を使用

しなくても発症することがある．一方，アトピー
性皮膚炎などで長期間顔面にステロイドやタクロ
リムス外用薬を使用しても口囲皮膚炎/開口部皮
膚炎を発症することは経験的に少ない．これらの
ことから，発症には患者特有の体質的な素因が関
与している可能性が高い．そのため外用薬の使用
の有無に関わらず，長期間口囲に丘疹が集簇して
いる症例をみた場合には，口囲皮膚炎を考慮する
必要がある．また発症しやすい素因のある患者
は，治療により一旦治癒しても，何らかのきっか
けで皮疹が少数ながら再燃する場合がある．

酒皶様皮膚炎

本邦の皮膚科の教科書では口囲皮膚炎は「酒皶
様皮膚炎と同義語で皮疹が口囲に限局しているも
の」と記載されていることが多い．

酒皶様皮膚炎は顔面にステロイド外用薬の使用
歴があり，長期にわたり使用を続けた結果，顔面
全体に紅斑や紅色丘疹を生じたもので，酒皶性痤
瘡に似るとされる．タクロリムス外用薬は酒皶様
皮膚炎に有効であるとの報告がある[2]一方で，タ
クロリムス外用薬でも本症を誘発させることが報
告されており注意が必要である．

酒皶様皮膚炎の臨床像

酒皶様皮膚炎は中年以降の女性に多い疾患で，

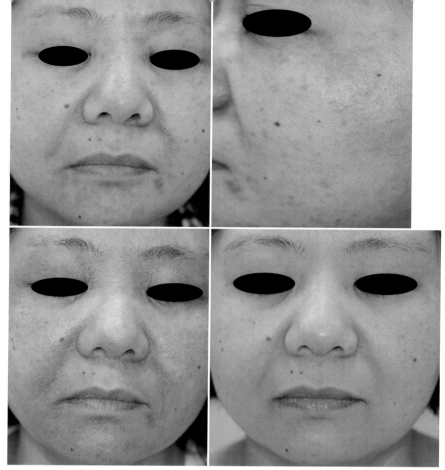

図 3. 酒皶様皮膚炎

a：初診時臨床像．顔面全体に境界不明瞭な紅斑があり，紅色丘疹が多数混
　在している．眼囲，鼻周囲，鼻唇溝に紅色丘疹が目立つ．
b：初診時臨床像．皮疹の範囲は不明瞭で紅色丘疹の分布も不規則である．
c：外用薬中止4日後．皮疹が急性増悪
d：抗菌薬内服3か月半後．皮疹はほぼ軽快

顔面全体に紅斑を認め，紅色丘疹が多発し，とき
に膿疱を混じる．紅色丘疹はやや大型で，酒皶と
違い皮疹は顔面凸面に限局せず顔面全体に不規則
に分布する（**図 3-a, b**）．紅斑が目立つ症例，紅色
丘疹が目立つ症例（**図 4**）があるが，紅斑が目立つ
場合も丘疹が混在している．使用していたステロ
イド外用薬やタクロリムス外用薬の使用を中止す
ると，数日後に皮疹が急速に増悪する，いわゆる
リバウンド現象を生じることがあり，抗菌薬内服
などで治療すると，1〜3か月程度で皮疹は軽快す
る．**図 3** は 40 代の女性で 3 か月前に眼囲に皮疹が

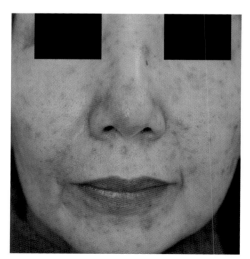

図 4. 酒皶様皮膚炎
顔面全体に比較的大型の紅色丘疹が不規則に多発
（福屋泰子：マスク皮膚炎としての口囲皮膚炎．Visual
Dermatol，22(5)：476-477，2023．に掲載した症例）

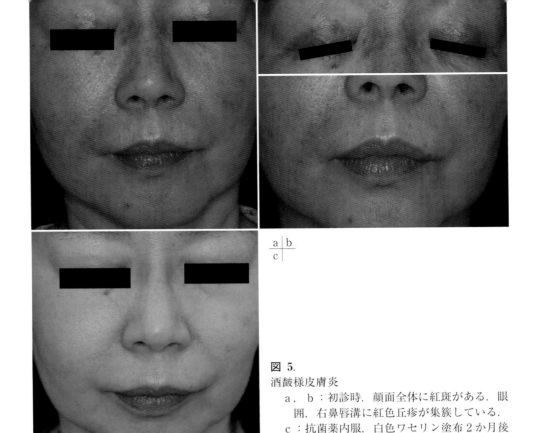

図 5.
酒皶様皮膚炎
　a，b：初診時．顔面全体に紅斑がある．眼
　　　囲，右鼻唇溝に紅色丘疹が集簇している．
　c：抗菌薬内服，白色ワセリン塗布 2 か月後

出現し，近医でステロイド外用薬を処方されたが皮疹は悪化した．その後皮膚科を転々としステロイド外用薬などを使用するも軽快せず，さらに皮疹が増数したため当科を受診した．**図 3-a，b** は初診時の臨床像である．眼囲，鼻周囲，鼻唇溝に紅色丘疹が多い印象がある．顔面播種状粟粒性狼瘡（lupus miliaris disseminatus faciei：LMDF）との鑑別のため皮膚生検を予定し，外用薬をすべて中止して 4 日後再診としたところ，**図 3-c** のように皮疹は増悪した．リバウンド現象と考え，ドキシサイクリン塩酸塩水和物 100 mg/日の内服を行ったところ，徐々に皮疹は軽快し，3 か月半後に略治した（**図 3-d**）．外眼角部の丘疹からの生検像では毛包内の好中球の集簇と毛包周囲のリンパ球主体の細胞浸潤がみられた．

　乾酪壊死や肉芽腫の形成はなかった．

　外用薬の影響を受けない口囲皮膚炎/開口部皮膚炎と外用薬使用後に発症，または増悪した口囲皮膚炎/開口部皮膚炎とで臨床的な違いは明らかでないが，患者は何らかの治療を受けたあとに来院することが多いため，臨床像の相違については今後も検討が必要である．また，口囲皮膚炎/開口部皮膚炎は外用薬の使用歴がない例もあることから，酒皶様皮膚炎と同一疾患かどうかは議論が必要であるが，口囲皮膚炎/開口部皮膚炎の皮疹の特徴が混在するような酒皶様皮膚炎の症例がある．**図 5** の患者は元々アトピー性皮膚炎があるとされ，前医でステロイドやタクロリムス外用薬を使用していた．初診の 7 か月前に口囲に紅斑が出現し，マスクかぶれと言われデルゴシチニブ軟膏を 1 か月外用したが軽快せず，その後鼻周囲や眼囲にも皮疹が出現した．1 か月前からメトロニダゾールゲルを外用するも軽快せず，当科を受診した．鼻根部から頬，下顎にかけて広い範囲に紅斑

を認める（**図 5-a**）．よくみると両眼囲，右鼻唇溝部に細かい丘疹の集簇がある（**図 5-b**）．丘疹は開口部周囲に集簇しているが，紅斑は開口部周囲に留まらず顔面の広い範囲にあるため，開口部皮膚炎とは言いがたく，酒皶様皮膚炎と診断した．このような症例を経験すると口囲皮膚炎/開口部皮膚炎と酒皶様皮膚炎は同じスペクトラム上の疾患であることが示唆される．この患者はドキシサイクリン塩酸塩水和物 100 mg/日と白色ワセリンで治療し，2 か月後に皮疹は軽快した（**図 5-c**）．このとき酒皶やアトピー性皮膚炎など顔面に皮疹を生じるほかの皮膚疾患の症状の残存はなかった．元々口囲皮膚炎/開口部皮膚炎を発症しやすい素因をもった患者が，ステロイド外用薬やタクロリムス外用薬の使用などにより口囲皮膚炎/開口部皮膚炎として症状が顕性化し，重症化すると酒皶様皮膚炎に発展する可能性を考えるが，詳細は明らかでなく今後も検討が必要である．

鑑別診断

1．酒　皶

眉間，鼻，頬の中央部，頤部といった顔面中央部の凸面に皮疹が分布し，脂腺性毛包を主座とする慢性炎症と毛細血管拡張を特徴とする疾患である．紅斑は比較的境界明瞭で左右対称性に生じ浸潤は触れない（**図 5-a**）．酒皶では丘疹が眼瞼や口囲白唇部，鼻唇溝に初期症状として出現することは少なく，これらに丘疹を認める場合には口囲皮膚炎や LMDF を考える[3]．また面皰や鱗屑は伴わない．酒皶の丘疹は顔面中央に分布する傾向にあり，ほとんどが小さく，ドーム状の紅色丘疹が多発する[4]．酒皶においてもステロイド外用薬で紅斑，丘疹などの皮疹が悪化することがある．また外用を中止すると一過性に皮疹が増悪することがある．酒皶も口囲皮膚炎/開口部皮膚炎，酒皶様皮膚炎と同様に抗菌薬の内服が有効である．**図 6** は 30 代の女性で，約 9 年前から皮疹が出現し，近医でステロイドやタクロリムス，デルゴシチニブの外用を行っていた．皮疹が悪化したため当科を受診した．両頬に左右対称性に比較的境界明瞭な紅斑がある．眼囲に皮疹は認めない．受診後，外用薬の使用を中止し，ドキシサイクリン塩酸塩水和物 100 mg/日と白色ワセリンで治療を開始したところ，1 週間後に紅斑は悪化した（**図 6-b**）．その後も同治療を継続したところ，皮疹は徐々に改善した（**図 6-c**）．しかし最終的に紅斑は残存した．その後も症状に波があり紅斑の増悪，改善を繰り返している．酒皶では抗菌薬の内服で丘疹は改善しても紅斑は残存し，軽度ながら症状が慢性的に持続する．また時期によって症状に波がある場合があり，皮疹が改善したと思っても何らかのきっかけで増悪することがある．酒皶は，酒皶様皮膚炎と臨床，経過が似ているが予後に違いがあり，筆者は酒皶と酒皶様皮膚炎は別の疾患と考えている．ステロイド外用薬の使用で皮疹が悪化したということだけで「酒皶様皮膚炎」とするべきではない．**図 6** の症例は「外用薬による酒皶の悪化」と診断した．

2．尋常性痤瘡

10〜20 代に好発し顔面に紅色丘疹，膿疱，面皰，瘢痕が混在する．皮疹の分布は不規則で丘疹の大きさも不揃いである．

3．脂漏性皮膚炎・アトピー性皮膚炎

脂漏性皮膚炎は脂漏部位に紅斑と落屑を生じる疾患である．アトピー性皮膚炎は顔面に紅斑や丘疹を生じ，分布は患者によって異なるが，鱗屑の付着やびらん，痂皮が混在することが多く，瘙痒を伴い，顔面以外の部位の皮疹の存在や経過も考慮し診断する．

4．膠原病

全身性エリテマトーデス（systemic lupus erythematosus：SLE）や皮膚筋炎では顔面に紅斑を生じる．SLE の蝶形紅斑では両頬に左右対称性の紅斑を呈するが，このときの紅斑はしばしば浸潤を強く触れる．皮膚筋炎でも顔面に紅斑を認めることがあるが，ゴットロン徴候や爪囲紅斑など顔面以外の皮疹を伴うことが多い．

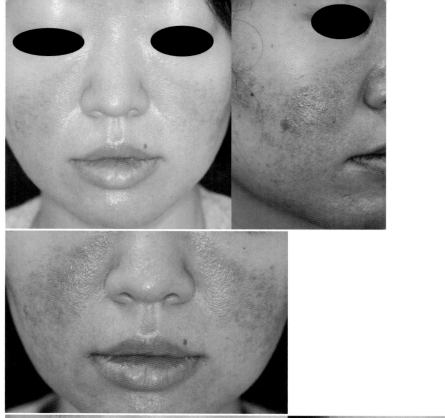

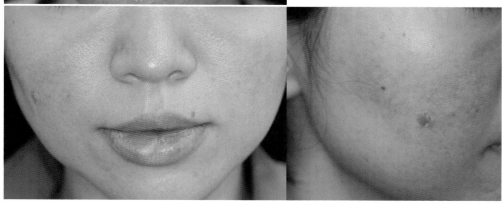

図 6. 酒皶の臨床像

a：顔面中央凸面に左右対称性の紅斑を認める．眼囲は皮疹は
ない．頬の紅斑は比較的境界明瞭である．

b：使用していたタクロリムス軟膏を中止し抗菌薬を開始する
も1週間後，紅斑が増強した．

c：抗菌薬内服開始後3か月

$$\frac{a}{\frac{b}{c}}$$

5．LMDF

　眼瞼，頬，鼻側方など顔面中央部に紅色〜紅褐色の丘疹を生じる．病理所見では乾酪壊死を伴う類上皮細胞肉芽腫を認める．LMDFの肉芽腫形成は毛包周囲や真皮中層，真皮深層の汗管周囲や脂肪組織内など複数の類上皮細胞肉芽腫巣を形成することが特徴で，口囲皮膚炎でも類上皮細胞肉芽腫を生じるが単発もしくは少数で，真皮浅層の毛包周囲に比較的限局しており，乾酪壊死を認めることは通常ない[3]．

口囲皮膚炎/開口部皮膚炎，酒皶様皮膚炎の診断

　口囲皮膚炎/開口部皮膚炎，酒皶様皮膚炎は病態が不明であることから様々な捉え方がされている．口囲皮膚炎は基盤に酒皶があり，酒皶に対しステロイド外用薬を使用したために生じた病態で，ステロイド外用の既往がない場合に酒皶と診断するのではないかというものや[5]，酒皶様皮膚炎の悪化の原因はニキビダニで毛包虫症も含まれているのではないかとするもの[2]などである．疾患の捉え方の違いをみても，口囲皮膚炎/開口部皮膚炎，酒皶様皮膚炎，酒皶を明確に区別することは難しいことがわかる．口囲皮膚炎/開口部皮膚炎は前述した通り，ステロイド外用薬を使用していなくても発症することあることからステロイド外用薬の使用は口囲皮膚炎/開口部皮膚炎の増悪因子には成り得るが発症の原因ではないと考えられる．また口囲皮膚炎/開口部皮膚炎は図5の症例のように治療によりほぼ治癒し，慢性的に紅斑が持続する酒皶とは経過が異なることから，それぞれ別の疾患であると筆者は考えている．ニキビダニについては当科でも検討を行ったが，口囲皮膚炎/開口部皮膚炎，酒皶様皮膚炎患者の皮疹部から必ずしもニキビダニは検出されなかった．またニキビダニの有無によって治療経過に差はなかった．以上のことから口囲皮膚炎/開口部皮膚炎，酒皶様皮膚炎の診断は，ステロイド外用薬などの使用歴，経過などを参考に，皮疹の性状やその分布で判断するものと考える．口囲皮膚炎/開口部皮膚炎，酒皶様皮膚炎では顔面に慢性的に出没する，または徐々に増数する丘疹の存在が重要で，ステロイド外用薬やタクロリムス外用薬を使用すると丘疹は一時的に軽快したようにみえるが治癒することはなく，中止するとすぐに再燃する，またはさらに増悪する経過をとる．このような経過があれば漫然と外用を続けるのではなく，口囲皮膚炎/開口部皮膚炎や酒皶様皮膚炎かもしれないと疑うことが大切である．リバウンド現象を含め，これらの疾患の経過は非常に特徴的で，ほかの皮膚疾患ではあまりみられない．ステロイドやタクロリムス外用薬はその抗炎症作用から，これらの疾患の炎症を一時的に抑えるのには有効である一方で，発症の原因，または誘因となる因子を増悪させている可能性がある．診断ができれば治療が可能な疾患であるため，外用中止による一時的な皮疹の増悪の可能性を患者によく説明し治療を行う．

治　療

　口囲皮膚炎/開口部皮膚炎，酒皶様皮膚炎の治療には，増悪因子となっていると考えられるステロイド外用薬，タクロリムス外用薬の使用を中止する．それと同時にテトラサイクリン系などの抗菌薬の内服を開始する．酒皶様皮膚炎の場合，中止後数日という短期間に急性増悪することがあり，重症例では急性期を乗り切るために短期間少量のステロイド薬の内服，ステロイド外用薬やタクロリムスの外用を行う場合がある．患者と信頼関係を保ちつつ治療の協力を得るためには，このような経過をとる可能性があること，リバウンド現象を生じても抗菌薬内服を継続すれば通常1～3週間で症状は改善してくることを，事前に十分に説明しておく必要がある．抗菌薬はドキシサイクリン塩酸塩水和物100 mg/日の内服を皮疹が軽快するまでの2～3か月間，採血で副作用の有無を確認しながら継続することが多い．当科ではテトラサイクリン系抗菌薬が副作用やアレルギーなどで内服できない症例に，ロキシスロマイシンやクラリスロマイシン，抗炎症作用のないセフカペンピボキシル塩酸塩の内服[6]で治療した症例を経験しているが，これらもすべてテトラサイクリン系抗菌薬と同様に有効だった．重要なことは皮疹軽快までには2～3か月かかることが多く，効果がない，または皮疹が増悪した（リバウンド現象）からといって，短期間で抗菌薬を中止しないことである．急性増悪しても治療を継続すると徐々に皮疹が軽快してくる．外用薬の使用について筆者はほぼ白色ワセリンの使用のみとしているが，文献的

には1%メトロニダゾール外用薬やイオウカンフルローション，抗菌薬の外用などが使用されている．また口囲皮膚炎/開口部皮膚炎，酒皶様皮膚炎の治療後に少数の丘疹の出没を繰り返す症例にアゼライン酸の外用を使用したところ，皮疹がコントロールできた症例もあった．

最後に

口囲皮膚炎/開口部皮膚炎，酒皶様皮膚炎の診断はときに難しく，おおよその診断基準を自分なりに決めて診察に臨んでも，酒皶との鑑別に苦慮する症例がある．しかし酒皶であっても，抗菌薬内服は有効であることが多い．顔面に紅斑，丘疹があり外用療法を行っても難治な症例については，皮疹の分布をよく観察し，これらの疾患の鑑別を行うとともに，抗菌薬の内服を検討するのがよいと考える．

文　献

1) 石黒直子ほか：口囲皮膚炎における Fusobacteria の病因的役割についての検討．皮膚臨床，**52**(3)：359-364，2010．
2) 塩原哲夫ほか：酒さ様皮膚炎の治療—あなたならどうする？　*Visual Dermatol*，**17**：94-113，2018．
3) 山﨑研志：【目・鼻周りの皮膚疾患を上手に治療する】目・鼻周りの酒さと口囲皮膚炎/開口部皮膚炎を上手に治療する．*MB Derma*，**339**：17-24，2023．
4) Steinhoff M, et al：Rosacea. Fitzpatrick's Dermatology(Kang S, et al eds)，9th ed, McGraw-Hill, New York, pp. 1419-1447, 2019.
5) 塩原哲夫：口囲皮膚炎．*Visual Dermatol*，**20**(5)：471，2021
6) 前田　梓ほか：口囲皮膚炎における Fusobacteria の病因的役割についての検討．皮膚臨床，**56**(3)：331-336，2014．

MB Derma, 349：37-41, 2024.

◆特集／酒皶パーフェクトガイド
酒皶の眼症状とその治療

篠崎和美*

Key words：眼型酒皶(ocular rosacea)，前部眼瞼炎(Anterior blepharitis)，後部眼瞼炎(Posterior blepharitis)，マイボーム腺炎角結膜上皮症(meibomitis-related keratoconjunctivitis：MRKC)，角膜炎(keratitis)

Abstract 眼合併症を伴う眼型酒皶は，欧米人に多く，日本人には少ないとされている．中高年に多いが，小児例もある[1~3]．前部眼瞼炎，後部眼瞼炎，マイボーム腺機能不全，マイボーム腺炎角結膜上皮症，繰り返す霰粒腫などを合併する．症状は，充血，眼不快感，異物感，眼瘙痒感，乾燥感，灼熱感，流涙，眼脂などである[1)4)]．角膜炎は治療が遅れると視機能に障害を残すため，早期の治療が必要である．治療は，セルフケア，点眼薬や内服，受診時の処置を併用する．セルフケアでは，温罨法，眼瞼清拭，ω-3脂肪酸の摂取，投薬にはアジスロマイシン点眼，副腎皮質ステロイド点眼，マクロライド系抗菌薬内服，受診時の meibum 圧出，intense pulsed light(IPL)治療が推奨されている[1)]．眼症状がある場合は眼科受診を促し，既に眼科受診をしていても酒皶であることを眼科主治医に伝えているかの確認が必要である．強い充血，眼痛，視力低下などは，角膜炎が重症化している可能性が高いため，早く眼科を紹介する．

はじめに

酒皶には，眼合併症を伴う眼型酒皶(ocular rosacea)があり，欧米人に多く，日本人には少ないとされている．眼型酒皶も中高年に多いが，小児例もある[1~3]．

眼型酒皶は，前部眼瞼炎，後部眼瞼炎，マイボーム腺機能不全(自覚症状，マイボーム腺開口部周囲異常所見：眼瞼縁血管拡張・粘膜皮膚移行部(muco-cutaneous junction：MCJ)の移動・眼瞼縁不整，マイボーム腺開口部閉塞)，マイボーム腺炎角結膜上皮症(meibomitis-related kerato-conjunctivitis：MRKC)，繰り返す霰粒腫，ドライアイ，角膜炎などを合併する．症状は，充血，眼不快感，異物感，眼瘙痒感，乾燥感，灼熱感，

流涙，眼脂などである[1)4)]．角膜炎は治療が遅れると視機能に障害を残すため，早期の加療を要する．

眼病変が皮膚病変より先行する場合，皮膚症状と眼症状の重症度が一致しないこともある[3~5]．また，皮膚科より先に眼科を受診することや，皮膚科で加療しているにもかかわらず，皮膚と眼症状の関連を認識していない患者も少なくなく，問診で申告がないこともある．したがって，眼科でも前記の眼所見や症状がある場合には，酒皶の可能性も念頭に置き診療にあたる必要がある．特にコロナ禍以降は，眼科の診察時にはマスクを装着した状態で診ることが多いため，酒皶を疑わないと見逃されやすい．

眼所見

眼型酒皶でもマイボーム腺機能不全がみられる．マイボーム腺機能不全は，性ホルモンの影響，閉経やアンドロゲン減少なども指摘されているが，発症リスク因子の1つに酒皶がある．ほかに

* Kazumi SHINOZAKI，〒162-8666 東京都新宿区河田町 8-1 東京女子医科大学医学部眼科学，准教授／同大学附属八千代医療センター眼科，科長

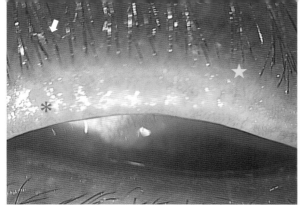

図 1. 前部眼瞼炎，後部眼瞼炎
マイボーム腺開口部の閉塞とその周囲の発赤
（＊），眼瞼の睫毛部に鱗屑が付着（⇨），眼瞼縁
の血管拡張（★）がみられる．

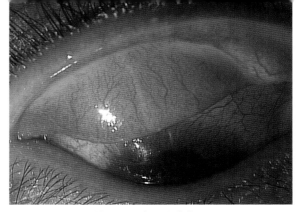

図 2. 後部眼瞼炎，結膜炎，MRKC
マイボーム腺開口部の閉塞とその周囲の発赤，
眼瞼縁の血管拡張，瞼結膜の充血，上方の球結
膜充血，角膜上方に浸潤がみられる．

は，糖尿病，脂質代謝異常，高血圧，甲状腺機能亢進症，Sjögren 症候群，Stevens Johnson 症候群，移植片対宿主などがある[1]．2023年に出されたマイボーム腺機能不全診療ガイドラインで，マイボーム腺機能不全は，自覚症状（眼不快感，異物感，乾燥感，圧迫感など），マイボーム腺開口部周囲異常所見（眼瞼縁血管拡張，粘膜皮膚移行部（muco-cutaneous junction：MCJ）の移動，眼瞼縁不整），マイボーム腺開口部閉塞所見の3つすべてが認められる場合と定義された[1]．

また，眼瞼の睫毛部に鱗屑が付着するなどの前部眼瞼炎，後部眼瞼炎，マイボーム腺開口部の閉塞とその周囲の発赤・腫脹が明らかなものであり，細菌増殖によって生じていると考えられているマイボーム腺炎，マイボーム腺炎による角結膜上皮障害のマイボーム腺炎角結膜上皮症（MRKC）を伴う．MRKC には，角膜に結節性細胞浸潤および表層血管侵入を伴う「フリクテン型」と，細胞浸潤がなく，点状角膜上皮障害が主体の「非フリクテン型」があり，酒皶では両者ともみられる．若い女性には「フリクテン型」MRKC を呈することが多い[1)4)~8)]，酒皶においても同様の傾向である（**図1，2**）．

酒皶性眼瞼角結膜炎，眼瞼角結膜炎（blepharokeratoconjunctivitis），フリクテン性角結膜炎（phlyctenular keratoconjunctivitis）は，MRKC と同じ疾患カテゴリーに含まれるとされ，小児および若年者の角膜に細胞浸潤と表層血管侵入を伴う難治性の病態は，顔面の酒皶を認めない症例であってもchildhood ocular rosacea と呼称されることがあると記されている[1]．ただし，酒皶性眼瞼角結膜炎は，角膜フリクテンの病変が角膜上皮から上皮下であるのに比較し，上皮や上皮下，実質深層に及ぶ．

マイボーム腺は，涙液表層の油層を主に形成している脂質を分泌する外分泌腺で，本来透明な脂である．マイボーム腺からの分泌物（meibum）は，主に非極性脂質のワックスエステル（wax ester：WE），コレステロールエステル（cholesterol ester：CE）が約4割，ほかに極性脂質の（O-acyl）ωヒドロキシ脂肪酸〔（O-acyl）ω-hydroxy fatty acid：OAHFA〕，コレステロール，遊離脂肪酸などからなる[1)9)10)]．マイボーム腺の機能不全が生じると涙液表層の油層の形成が悪くなり，ドライアイも生じることになる．

角膜炎は，基本的に両眼性で角膜周辺部に類円形の細胞浸潤がみられる．球結膜は充血し，角膜周辺部の病変には血管侵入を伴う．角膜潰瘍に重症化することもあり，角膜穿孔に至った症例の報告もある[4]．また，酒皶性角膜炎の2割程度は，眼症状が初発といわれている[11]（**図3～5**）．

霰粒腫を繰り返したり，多発する症例もある[1)4)]．

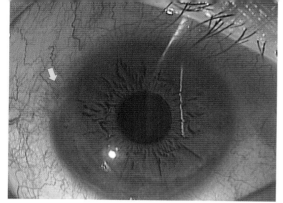

図 3. 角膜浸潤
球結膜充血，角膜周辺部に血管侵入を伴う角膜
浸潤がみられる（⮕）．

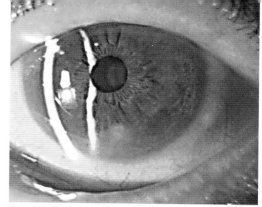

図 4. 角膜混濁
角膜炎が鎮静化した後の混濁を角膜下方に認める．

治　療

1．皮膚科受診

　眼瞼炎の治療には，皮膚科との連携が重要である．眼瞼炎の原因疾患の確定，また，眼瞼も顔面の一部であり，アトピー性皮膚炎同様に，顔面皮膚を全般的に改善していく必要がある．

2．眼瞼角結膜炎

　マイボーム腺機能不全の治療に準ずることとなる．マイボーム腺の梗塞の解除と抗炎症治療となる．セルフケア，点眼薬や内服，受診時の処置に大きく分けられる．これらを併用することで効果を示す（図6）．

a）セルフケア[1]

　温罨法，眼瞼清拭，ω-3脂肪酸の摂取が，マイボーム腺機能不全診療ガイドラインで推奨されている．

　温罨法は，マイボーム腺の梗塞の改善に有用である．マイボーム腺からの脂の融点は正常眼で30℃前後とされていることから，市販されている蒸気温熱アイマスクで1日1,2回ほど5分程度眼瞼を温めることで，固まった脂が溶けて梗塞の解除，再閉塞の予防となる．

　眼瞼清拭は，目元用のクレンジングや眼瞼縁用の清拭綿を利用して行う．先の温罨法と併用すると，より梗塞の解除，再閉塞の予防に効果的である．

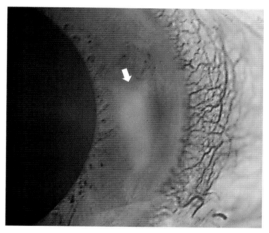

図 5. 角膜潰瘍
角膜の炎症が重症化すると角膜潰瘍に進行する．

　ω-3脂肪酸を含むアマニ油などの食品やサプリメントも抗炎症，マイボーム腺の梗塞の解除にはたらき，有用とされている．全身疾患がある場合は，内科医と相談したうえで摂取をするように注意する．

b）点眼・内服[1]

　抗菌薬の点眼や内服，副腎皮質ステロイドの点眼を投与する．

　抗菌薬としては，点眼では，マクロライド系のアジスロマイシンの点眼（アジマイシン点眼®1%）が推奨されている．マクロライド系抗菌薬は，静菌的作用に加え，細菌が産生するリパーゼの阻害作用，抗炎症作用が期待される．内服は，

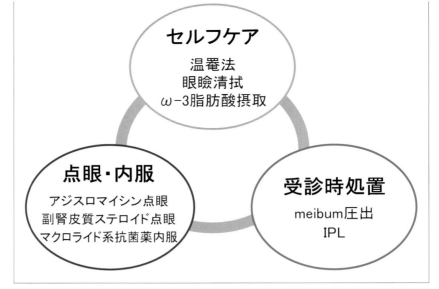

図 6. 治療
セルフケア，点眼薬や内服，受診時の処置を併用することで効果を
示す．マイボーム腺の梗塞の解除と抗炎症を図る．

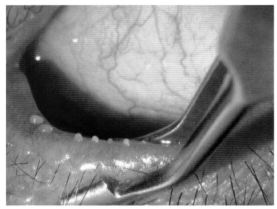

図 7. Meibum 圧出
Meibum は本来透明であるが，マイボーム腺機能
不全を生じている症例では，圧迫すると粘稠な
黄白色の meibum が圧出されている．

皮膚科に併診している場合は，皮膚科主導とする．眼所見が強く，眼科から処方する場合は，テトラサイクリン系よりマクロライド系抗菌薬内服を投与することが多い．

炎症所見が強い場合，副腎皮質ステロイドの点眼を併用する．炎症の程度に応じて濃度や回数を調整する．結膜炎，眼瞼縁の炎症には，0.02%もしくは0.1%フルオロメトロン点眼液2〜3回/日を投与する．角膜炎に対しては，0.02%フルオロメトロン，0.02%デキサメタゾンや0.1%ベタメタゾン点眼液2〜3回/日を投与する．

c）受診時の処置[1]

まず，固くなり閉塞をきたしている meibum 圧出（**図7**）が推奨されている．閉塞の解除と抗炎症を図ること目的として，皮膚科でも行われている intense pulsed light（IPL）治療も推奨されている．meibum 圧出は，いずれの眼科でも行うことができる．

皮膚科との連携

皮膚病変より眼病変が先に出現したり，皮膚症状と眼症状の重症度が必ずしも一致しないことから[3]〜[5]，眼科医はマイボーム腺機能不全やマイボーム腺炎角結膜上皮症（MRKC）をみた場合には，酒皶が背景にないか注意して観察し，皮膚科へのコンサルトを行う．

一方，皮膚科では，結膜充血，眼瞼縁が何となく赤い，眼がショボショボする，涙っぽい，眼が熱い，疲れるなど不定主訴的な症状がある場合は，眼病変が出現している可能性が高いため眼科受診を促していただきたい．また，既に眼科へ受

診している場合も，眼科主治医に酒皶であること
を申告していないこともあり，ドライアイとして
だけ加療されている患者もなかにはいる．眼科の
主治医にも酒皶であることを伝えるように指示し
ていただけるとよい．強い充血，眼痛，視力低下
などの症状がある場合は，角膜炎を発症している
可能性が高く，重症化すると視機能に影響するた
め，早く眼科へ紹介いただけるとありがたい．

文　献

1）マイボーム腺機能不全診療ガイドライン作成委
　員会：マイボーム腺機能不全診療ガイドライン．
　日眼会誌，**127**：109-228，2003．
2）McCulley JP, et al：Classi-fication of chronic
　blepharitis. *Ophthalmology*, **89**：1173-1180, 1982.
3）Browning DJ, et al：Ocular rosacea. *Surv Oph-thalmol*, **31**：145-158, 1986.
4）Akpek EK, et al：Ocular rosacea. *Ophthalmolo-gy*, **104**：1863-1867, 1997.
5）Wilkin J, et al：Standard classi-fication of rosa-cea：report of the National Rosacea Society
　Expert Committee on the classification and stag-ing ofrosacea. *J Am Acad Dermatol*, **46**：584-587,
　2002.
6）鈴木　智ほか：マイボーム腺炎に関連した角膜上
　皮障害（マイボーム腺炎角膜上皮症）の検討．あた
　らしい眼科，**17**：423-427，2000．
7）Suzuki T, et al：Meibomitis-related kerato-con-junctivitis in childhood and adolescence. *Am J
　Ophthalmol*, **144**：160-161, 2007.
8）Suzuki T, et al：Phlyctenular keratitis associat-ed with meibomitis in young patients. *Am J
　Ophthalmol*, **140**：77-82, 2005.
9）Butovich IA：Tear film lipids. *Exp Eye Res*,
　117：4-27, 2013.
10）Butovich IA：Meibomian glands, meibum, and
　mei-bogenesis. *Exp Eye Res*, **163**：2-16, 2017.
11）Duke-Elder S：*System of Ophthalmology* **8**：537-546, Henry Kimpton, London, 1965.
12）入江　郁ほか：眼所見から診断された酒皶性角膜
　炎の2例．臨眼，**58**：1685-1688，2004．

MB Derma, 349：42-47, 2024.

◆特集／酒皶パーフェクトガイド
小児の酒皶と関連疾患

菊地克子*

Key words：小児の酒皶(pediatric rosacea), 開口部皮膚炎(periorificial dermatitis：POD), 口囲皮膚炎(perioral dermatitis), 眼型酒皶(ocular rosacea)

Abstract 酒皶や開口部皮膚炎は頻度は少ないものの小児でもみられ, 発症の平均年齢は4〜5歳や6.6歳との報告のように若い. 小児酒皶の症状は, 成人と同様, 顔面の中央の突出部の繰り返す発赤あるいは持続的紅斑, 毛細血管拡張と, 面皰を欠く丘疹と膿疱であるが, 小児における生理的な頬の潮紅や尋常性痤瘡の発症が診断を難しくすることがある. 眼型酒皶は, 皮膚症状に先行する場合もあり注意が必要である. 口囲皮膚炎の皮疹が鼻孔周囲や眼周囲にも生じることがあり開口部皮膚炎といわれる. 酒皶, 開口部皮膚炎ともステロイド外用薬など医原性に生じたものは原因となった薬物を中止するなど, 悪化因子を特定してそれらを避けることが必要である. 軽症例はメトロニダゾールゲルなどの外用薬での治療, 重症例では外用治療とともにドキシサイクリン(8歳未満は禁忌), マクロライドなどの内服が行われる. 眼型酒皶では眼科医による診断と治療が必要である.

はじめに

酒皶は成人の顔面に好発する疾患であるが, 小児においても発症することがある. 小児の酒皶は報告例が少なく, また診断基準のコンセンサスが定まっていないため, 診断が困難なことが多い. 酒皶はその近縁疾患と皮疹の特徴にオーバーラップがあることもあり, また小児では生理的な頬部の発赤があること, 思春期前期や思春期での尋常性痤瘡の発症など小児の皮膚の特徴が酒皶の診断を難しくさせる要因にもなっている. 本稿では, 自験例を紹介するとともに, 小児の酒皶とそれに似た症状を呈する開口部皮膚炎(periorificial dermatitis：POD)とその他, 酒皶の特殊型について述べる. 小児の酒皶やPODは臨床の現場で遭遇する頻度は少ないが, 留意しておきたい.

* Katsuko KIKUCHI. 〒982-0805 仙台市太白区鈎取本町1-21-1 イオンスーパーセンター鈎取店2F 医療法人社団 廣仁会 仙台たいはく皮膚科クリニック, 院長

小児の酒皶

小児の酒皶においても, 成人の酒皶の臨床的特徴をある程度当てはめることができる. Chamaillardら[1]は, ① 顔面の繰り返す発赤(flushing)あるいは持続的紅斑, ② 酒皶以外に原因疾患のない顔面の毛細血管拡張, ③ 面皰を欠く丘疹と膿疱, ④ 顔面の突出する部位に好発, ⑤ 眼症状(再発性霰粒腫, 眼球充血, 角膜炎のいずれか)の5つの症状のうち2つ以上あるときは小児酒皶と診断することを提唱している. このなかで, 顔面の発赤は小児では普通に起こることがあり, 酒皶の症状の発赤との鑑別は難しいことを指摘している.

小児の酒皶のいくつかの症例集積研究によれば, 発症の男女比は同等で, 発症年齢の平均は4〜5歳とある[1)2)]. 酒皶と尋常性痤瘡は丘疹, 膿疱という個疹の類似性があるが, 酒皶では面皰を欠き, 尋常性痤瘡では発赤や毛細血管拡張を欠くことが鑑別点となる. しかし, 尋常性痤瘡の好発する思春期前ならびに思春期では, 尋常性痤瘡と酒

臨床型	説明
毛細血管拡張型 (Telangiectatic)	発赤を伴う，あるいは伴わない持続性紅斑
丘疹膿疱型 (Papulopustular)	顔面紅斑または発作性発赤で，顔面中央の凸部に丘疹および膿疱が生じる
開口部型 (Periorificial)	顔面の開口部周囲（口周囲，鼻周囲，眼窩周囲）の丘疹性および膿疱性病変
肉芽腫型 (Granulomatous)	正常にみえる皮膚の中の硬い黄赤色の丘疹や結節
肉芽腫性 IFAG (Granulomatous IFAG)	頬の圧痛のない単発または複数個の赤色から紫色調の結節
眼型酒皶 (Ocular rosacea)	マイボーム腺炎，眼瞼結膜炎，上強膜炎，再発性霰粒腫，虹彩炎，角膜血管拡張，角膜炎，角膜潰瘍および瘢痕，瞼縁毛細血管拡張，結膜充血（下層角膜血管拡張の有無は問わない）

IFAG : idiopathic facial aseptic granuloma

（文献 3 から引用，和訳）

酒皶の両者の併存もあり得る[3]．酒皶のある小児は酒皶の家族歴を有することが多く，酒皶は成人期まで続くことがあるとされる[4]．

　小児の酒皶について未だコンセンサスが得られていないが，毛細血管拡張型（telangiectatic），丘疹膿疱型（papulopustular），開口部型（periorificial），肉芽腫型（granulomatous），肉芽腫性 IFAG（granulomatous IFAG（idiopathic facial aseptic granuloma）），眼型酒皶（ocular rosacea）などの臨床型が提唱されている[3]（**表1**）．毛細血管拡張型は毛細血管拡張とともに発赤を伴う，あるいは伴わない持続性紅斑を特徴とする．丘疹膿疱型は小児において最も多くみられる型の1つである．皮疹は顔面の中央部位の突出部に好発する．眼症状はある場合とない場合があるが，小児の酒皶患者20人中11人に眼症状があったとする症例集積研究があり[1]，注意が必要である．成人では鼻瘤などの瘤腫型の臨床型があるが，この型は脂腺の発達が発症に関与するため，脂腺未発達の小児ではみられない[5]．

開口部皮膚炎
(periorificial dermatitis : POD)

　POD は，顔面の開口部周囲に丘疹，膿疱が慢性的に起こる疾患で，口囲に最も高頻度に生じ（口囲皮膚炎；perioral dermatitis），次いで，鼻孔周囲，眼周囲に生じる．POD の多くは若い女性で報告されている．小児の POD 患者の医療機関を受診した平均年齢は6.6歳であったとの報告[6]や5歳未満に発症のピークがあるとする報告[6]があり，若年齢での発症を知っておく必要がある．誘因がない特発性の POD がある一方，58.1%[6]かそれ以上の割合での症例がステロイド外用薬の使用歴があったとされる．ステロイド外用薬以外では，抗菌薬，抗真菌薬，カルシニューリン阻害薬などの外用薬の使用歴や，ステロイド内服やステロイド吸入の使用歴での発症も報告されている[6]．

その他の病型
(眼型酒皶，肉芽腫型酒皶，肉芽腫性 IFAG)

　眼型酒皶では，50%以上の患児で眼症状が皮膚症状に先行してみられるという[1]．皮膚症状がなく眼症状だけの場合，眼型酒皶の診断は非常に困難である．患児は眼の不快感，羞明，慢性的な充血を訴え，症状としてはマイボーム腺炎などマイボーム腺機能障害，眼瞼結膜炎，上強膜炎，再発性霰粒腫，虹彩炎，角膜血管拡張，角膜炎，角膜潰瘍および瘢痕化，眼瞼縁の毛細血管拡張，結膜充血などがある．酒皶の眼症状を有する小児は眼科医による診察と評価が必要である．肉芽腫型は，一見正常にみえる皮膚の中に硬い丘疹・結節を有するもので，POD と同様かそれ以上に慢性の経過をたどる．肉芽腫性 IFAG は，主に頬部に単発あるいは少数の紅色から紫色調の結節を生じる

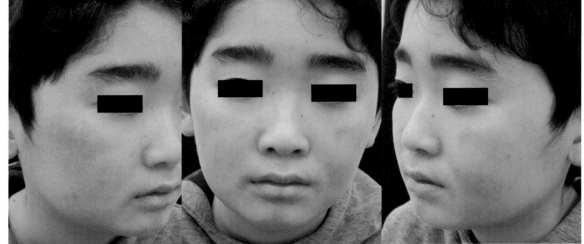

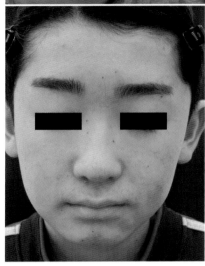

a
b

図 1.
症例 1
　a：初診時現症．両頬ならびに顎，眉間に境界不明瞭な
　　　紅斑があり，頬部に毛細血管拡張を認める．
　b：初診から 1 年 9 か月後．頬と顎，眉間の紅斑ととも
　　　に額，頬に面皰がみられる．

もので組織は肉芽腫型酒皶に類似する．

　＜症例 1＞

　11 歳，男児．1 年前くらいから顔面の赤みが気になっていたと当院を受診した．冬季に暖かいところに行くと，真っ赤になるということであった．両頬ならびに顎，眉間にびまん性の紅斑があり頬部には毛細血管拡張を認めた（**図 1-a**）．酒皶と診断し，ジメチルイソプロピルアズレン（アズノール®）軟膏ならびにクリンダマイシン・BPO 配合ゲルで治療を開始した．その後，某小児科から体用として処方されていた外用薬（ジフルコルトロン吉草酸エステル軟膏・白色ワセリン等量混合）を顔が赤くなったときに塗っていたことが判明したため，顔面へのステロイド外用薬の塗布を

中止させ，アゼライン酸 20％含有製剤（ディーアールエックス® AZA クリア®）外用を開始したが刺激感が強く継続できなかった．しばらく来院しなかったが，約 1 年 9 か月後に来院した時点で，酒皶の症状の紅斑や毛細血管拡張に著変がなかったが，面皰と紅色丘疹が認められ，尋常性痤瘡の皮疹が混在していると考え，過酸化ベンゾイル外用での治療を開始した（**図 1-b**）．

　＜症例 2＞

　6 歳，男児．当院受診の半年程前に顔面に皮疹が出現し，某医にて"とびひ"と言われ，ナジフロキサシンクリームの外用治療したが悪化したとのことであった．その後，ほかの医院を点々として，ベタメタゾン吉草酸エステル軟膏やクリンダマイ

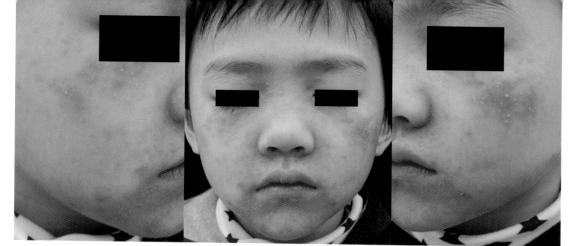

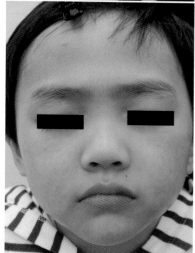

図 2.
症例 2
　a：初診時現症．口囲，眼囲から頰にか
　　けて不整形の軽度腫脹を伴う紅斑が
　　あり，紅斑内に細かい膿疱が下眼瞼か
　　ら頰では散在性に，口囲では集簇性に
　　みられる．
　b：クラリスロマイシン内服 2 か月後．
　　紅斑と膿疱は軽快

シンゲル，クロベタゾン酪酸エステル軟膏外用な
どで治療されたが，よくなったり悪くなったりを
繰り返したという．当院受診時（図 2-a），口囲，
眼囲から頰にかけて不整形の軽度腫脹を伴う紅斑
があり，内部に細かい膿疱が多発していた．膿疱
からの細菌培養は陰性であった．ステロイド使用
後に生じた開口部皮膚炎と診断し，クラリスロマ
イシン内服，ジメチルイソプロピルアズレン（ア
ズノール®）軟膏外用で治療を開始した．4 日後に
紅斑が悪化したと来院したため，プレドニゾロン
5 mg/日を追加した．皮疹は徐々に軽快し，2 週間
でプレドニゾロンを中止し約 2 か月でクラリスロ
マイシン投与を終了した（図 2-b）．

治　療

　小児の酒皶の治療において，本邦のみならず海
外においてもガイドラインなど定まったものはな
い．基本として，成人と同様に，悪化因子を特定
してそれらを避けること，そしてステロイド外用
薬を使用している場合はそれを中止することが推
奨される．

1．局所療法

　軽症例は外用薬による局所療法が望ましいとさ
れる．成人例と同様に小児の丘疹膿疱型酒皶ある
いは POD ではメトロニダゾール 0.75% ゲル，あ
るいはクリームが用いられる（クリーム剤は日本
未承認）．重症例では，これらの外用薬が抗菌薬内

服とともに使用される．海外ではアゼライン酸
15％製剤がメトロニダゾールと同程度に有効で認
容性も高いとされる．本邦ではアゼライン酸20％
製剤が医薬部外品（薬用化粧品）として入手でき使
用可能であるが，本稿の症例1のように塗布直後
の刺激性が問題になることがある．ペルメトリン
5％クリーム（日本未承認）は，メトロニダゾール
やアゼライン酸と同程度の紅斑改善効果があり，
イベルメクチン1％クリーム（日本未承認）は炎症
性皮疹に有効であるという．カルシニューリン阻
害薬のタクロリムス0.03％，あるいは0.1％軟膏
は，小児ならびに成人のPODとりわけステロイ
ド誘発性PODの治療に用いられる（日本では，保
険適用外）．その他，使用が報告されているものに
過酸化ベンゾイル5％ゲルや過酸化ベンゾイル・
クリンダマイシン配合ゲルなどがある[3]．

2．全身療法

中等症から重症例では外用薬に加えて内服薬に
よる治療が行われる．多くの症例で軽快まで8〜
12週程度の長期間を必要とし，眼型酒皶ではさら
に長期，少なくとも6か月程度を要するとされる．

成人の丘疹膿疱型酒皶で使用することが多いド
キシサイクリン内服は，小児で歯牙の着色・エナ
メル質形成不全，また，一過性の骨発育不全を起
こすことがあり，歯牙形成期の8歳未満の小児で
は禁忌であるが，歯牙形成期を過ぎた8歳以上の
小児では使用できるとの意見もある[3]．12歳まで
の小児には，4 mg/kg/日を1日1回で，12歳を
超える小児には，50〜100 mg/日を1日1回で8〜
12週間投与する[3]．ドキシサイクリンが使用でき
ない小児での代替薬として，あるいは8歳未満の
小児に対しては，アジスロマイシン，エリスロマ
イシン，ロキシスロマイシン，クラリスロマイシ
ンなどのマクロライドが用いられる[3][7]．その他，
イベルメクチンやイソトレチノイン（日本未承認）
などがある[3]．

眼型酒皶の症例で，メトロニダゾールの有用性
が示されている[1]．初回投与量（30 mg/kg/日，忍
容性が不十分な場合は20 mg/kg/日）で1か月，

完全寛解が得られた場合は，最初の投与量の半分
の量でさらに2か月間投与したという．神経学的
な毒性作用を避けるため，短期間の間歇的な投与
が望ましいとしている[1]．

3．理学療法

パルスダイレーザーなどのレーザー照射療法や
IPLなどの光治療は大人の酒皶において，紅斑や
血管拡張に対して用いられることがあるが，小児
では年長の小児患者や思春期の患者で行うことが
可能である[3]．

おわりに

小児においても酒皶は発症し得る．小児だから
といって安易に酒皶やPODを除外することなく，
皮疹の特徴などから酒皶やPODの診断をして適
切な治療を行う必要がある．特に，顔面にステロ
イド外用治療を行う場合は，ステロイド酒皶や
PODの発症に注意すべきである．酒皶の眼症状
を疑う場合は眼科専門医での診断・治療を勧める
ことが重要である．本稿では筆者の経験例を提示
したが，今後，日本においても小児の酒皶やPOD
の症例集積が望まれる．

本稿での症例1, 2は，第393回日本皮膚科学会
宮城地方会（2021年5月22日）「小児の酒皶様皮膚
炎の3例」として発表した症例のうちの2例と同一
症例である．

利益相反

本論文に関連して開示すべき利益相反はない．

文　献

1) Chamaillard M, et al：Cutaneous and ocular signs of childhood rosacea. *Arch Dermatol*, **144** (2)：167-171, 2008.

2) Laude TA, et al：Perioral dermatitis in children. *Semin Cutan Med Surg*, **18**(3)：206-209, 1999.

3) Noguera-Morel L, et al：Childhood rosacea and related disorders. *Clin Exp Dermatol*, **46**(3)：

430-437, 2021.

4) Lacz NL, et al : Rosacea in the pediatric population. *Cutis*, **74**(2) : 99-103, 2004.

5) Kroshinsky D, et al : Pediatric rosacea. *Dermatol Ther*, **19**(4) : 196-201, 2006.

6) Nguyen V, et al : Periorificial dermatitis in children and adolescents. *J Am Acad Dermatol*, **55**(5) : 781-785, 2006.

7) Plewig G, et al : Plewig and Kligmen's Acne and Rosacea, 4 ed. *Springer*, 2019.

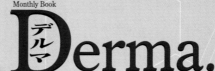

Monthly Book
デルマ
Derma. No.**336** 2023.7

知っておくべき皮膚科キードラッグのピットフォール

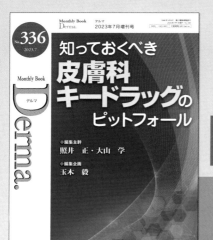

MB　Derma.No.336　2023 年 7 月増刊号
編集企画：玉木　毅（国立国際医療研究センター病院診療科長）
定価 6,490 円（本体 5,900 円＋税）　B5 判・258 ページ

皮膚科でよく使われる薬の利点とともに
使用時に陥りやすいピットフォールについて、
経験豊富な執筆陣が詳しく解説しました。

CONTENTS

全日本病院出版会
〒113-0033 東京都文京区本郷 3-16-4　Tel：03-5689-5989
www.zenniti.com　　　　　　　　　　　　Fax：03-5689-8030

MB Derma, 349：49-52, 2024.

◆特集／酒皶パーフェクトガイド
酒皶・酒皶様皮膚炎とタクロリムス

常深祐一郎*

Key words：酒皶(rosacea)，酒皶様皮膚炎(rosacea-like dermatitis)，タクロリムス外用薬(topical tacrolimus)

Abstract　タクロリムス外用薬は酒皶やその類縁疾患の治療薬としての立ち位置は確立された一方で，相対的に頻度は低いものの副作用として酒皶様皮膚炎やその類縁疾患を引き起こすこともある．諸刃の剣であることを認識して注意しながら使用することが重要である．

歴史的背景

　酒皶には絶対的第一選択と言える治療薬がないため，以前より種々の治療法が試されてきた[1]．その試行錯誤の一環で，タクロリムス外用薬の登場後，(適応外使用ではあるが)酒皶にタクロリムス外用薬が効果があるという臨床経験が蓄積されてきた．医中誌をみると会議録も含め2003年頃からタクロリムスによる酒皶の治療の報告が現れる[2]．また，顔面はもともと皮膚が薄いためステロイド外用薬を使用すると皮膚萎縮や血管拡張が起こりやすく，くわえて，毛包脂腺系が発達しているためか酒皶様皮膚炎が起こり得ることは周知の事実である[3]．そのため，顔面の湿疹ではステロイド外用薬で炎症を抑制したあとはタクロリムス外用薬に切り替えたほうがよいという認識になっていった[3]．しかし，そのようななか，やはり2003年頃からタクロリムス外用薬による酒皶様皮膚炎もあるのではないかという指摘がなされるようになり[4)5]．雑誌の酒皶の特集では「酒皶・酒皶様皮膚炎の治療薬としてのタクロリムス」[6]，「酒皶・酒皶様皮膚炎の増悪因子としてのタクロリムス」[7]

* Yuichiro TSUNEMI，〒350-0495 埼玉県入間郡毛呂山町毛呂本郷38　埼玉医科大学皮膚科，教授

と並べて取り上げられたりもした．年月が経過し，現在のところタクロリムス外用薬は酒皶の治療にも有効であるが，酒皶様皮膚炎の原因にもなる，というのが大方の共通認識ではないだろうか．しかし，そのどちらが多いのかなどはあまり検討されてこなかったように思われるので，本稿ではその概略を把握してみたい．

カルシニューリン阻害薬

　タクロリムスはカルシニューリン阻害薬に属する．カルシニューリン阻害薬の類薬であるピメクロリムスも海外では外用薬として使用されている[8]．ここではタクロリムス外用薬とピメクロリムス外用薬の両方についてみてみたい．

添付文書

　まず添付文書をみてみると，タクロリムス外用薬(プロトピック軟膏® 0.1%)の「効能・効果」は「アトピー性皮膚炎」であり，酒皶などの適応はなく，「副作用」のところに「酒さ様皮膚炎」が「頻度不明」の欄に記載されている[9]．ピメクロリムス外用薬(ELIDEL®(pimecrolimus)Cream, 1%)の添付文書には，"INDICATIONS AND USAGE"は"atopic dermatitis"であり，やはり酒皶などの適応はなく，"ADVERSE REACTIONS"に酒皶や

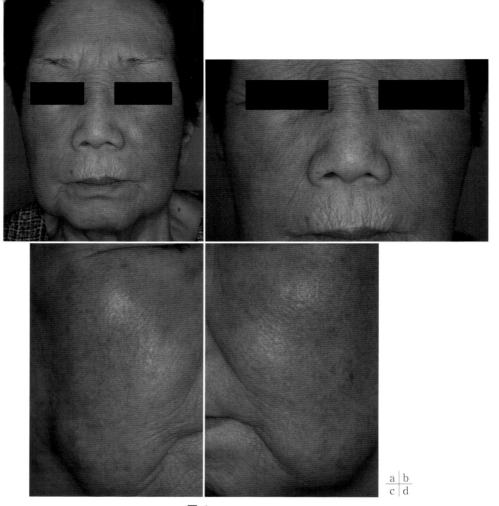

図 1.
a：額部と両頬部にびまん性の紅斑がある．
b：両頬部に血管拡張を伴った紅斑がびまん性に広がっている．
c，d：頬部を詳細にみると細かな拡張した血管が多数みられる．
（文献 12 より許可を得て転載，一部改変）

酒皶類似疾患の記載はない[10]．

文献情報

　タクロリムス外用薬とピメクロリムス外用薬による酒皶および酒皶類縁疾患の治療の報告とこれらの薬剤による酒皶および類縁疾患の報告を検索し，計数することにした．2024 年 1 月 2 日に PubMed で検索式（rosacea）AND（（tacrolimus）OR（pimecrolimus））を用いて検索したところ，76 件

抽出され，title と abstract から判断できる範囲（あくまで概略の把握のため，労力も勘案し，本文は対象としていない）で数えた．

　対象疾患としては酒皶とその類縁の病態も含め，rosacea, steroid-induced rosacea, granulomatous rosacea, rosacea-like dermatitis, perioral dermatitis なども含めている．結果は重複（タクロリムス外用薬とピメクロリムス外用薬両方について述べている）を含んで，タクロリムス外用薬に

よる酒皶および酒皶類縁疾患の治療の報告は 19
報，タクロリムス外用薬によって引き起こされた
酒皶および酒皶類縁疾患の報告は 5 報，ピメクロ
リムス外用薬による酒皶および酒皶類縁疾患の治
療の報告は 16 報，ピメクロリムスによって引き起
こされた酒皶および酒皶類縁疾患の報告は 4 報で
あった．いずれの薬剤も酒皶および酒皶類縁疾患
の治療薬としての報告のほうが多い．

　Zhang H らも同様の意図で Cochrane Library，
Embase，PubMed，Web of Science の 4 つのデー
タベースからタクロリムス外用薬とピメクロリム
ス外用薬の酒皶への影響に関する文献を検索して
いる[11]．2001〜2016 年に発表された 28 の論文の
うち，ピメクロリムス外用薬による酒皶の治療に
関するものが 11 報，ピメクロリムス外用薬誘発性
の酒皶に関するものが 4 報，タクロリムス外用薬
による酒皶の治療に関するものが 9 報，タクロリ
ムス外用薬誘発性の酒皶に関するものが 4 報で
あった．これを受けて筆者は "Both pimecrolimus
and tacrolimus might have double-edged sword
effects on rosacea. Pimecrolimus and tacrolimus
could be effective for rosacea. However, both of
them could also induce rosacea." と述べている[11]．

症　例[12]

　70 歳代，女性が「赤ら顔」と「火照り」を主訴に受
診した．額部と両頬部に細い血管拡張を伴う紅斑
があり，その上に紅色小丘疹が散在している（**図 1**）．
鱗屑はない．痒みではなく「ひりひり」，「火照る」，
「熱を持つ」という感覚がある．特に寒い屋外から
温かい室内に入ったとき，入浴したとき，日光が
当たったときなど温度差によって増強する．ステ
ロイド外用薬で改善しないとのことである．血管
拡張があること（よくみると紅斑というよりは全
体が細い血管の網目で構成されているようにみえ
る），鱗屑がないこと，痒みではなくひりひり感で
あることから，酒皶と判断した．そしてステロイ
ド外用薬で改善しないということも合致する．タ
クロリムス軟膏外用とミノサイクリン 100 mg/

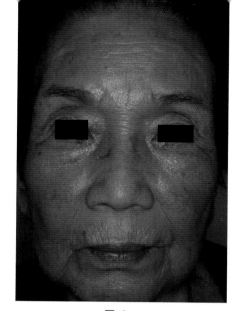

図 2.
タクロリムス軟膏とミノサイクリン
内服で治療開始 3 週間後，紅斑は著明
に改善している．

（文献 12 より許可を
得て転載，一部改変）

day を併用して治療開始した．タクロリムス軟膏
は 500 円硬貨程度のごく一部の範囲から塗り始
め，刺激があっても継続し，1 週間程度で当該部
位の刺激がなくなったら徐々に塗布範囲を広げる
指導を行った（これが重要である）．3 週間後著明
に改善したため，タクロリムス軟膏のみ継続した
（**図 2**）．

まとめ

　以上をまとめると，タクロリムス外用薬は酒皶
やその類縁疾患の治療薬としての立ち位置は確立
された一方で[13)14)]，相対的に頻度は低いものの副
作用として酒皶様皮膚炎やその類縁疾患を引き起
こすこともあるため注意を要する．double-edged
sword（諸刃の剣）であることを認識して使用する
ことが重要であろう．

　症例の本文ならびに臨床写真は他誌[12]にて掲載
したものを許可を得て一部改変して転載している．

文　献

1) Sharma A, et al：Rosacea management：A comprehensive review. *J Cosmet Dermatol*, **21**(5)：1895-1904, 2022.

2) 江藤隆史：ステロイド外用薬と比較して　酒さ様皮膚炎に対する有効例. *J Visual Dermatol*, **3**(8)：808-809, 2004.

3) 公益社団法人日本皮膚科学会, 一般社団法人日本アレルギー学会 アトピー性皮膚炎診療ガイドライン作成委員会：アトピー性皮膚炎診療ガイドライン 2021. 日皮会誌, **131**(13)：2691-2777, 2021.

4) 矢島千穂ほか：タクロリムス軟膏連続塗布により発症した酒さ様皮膚炎. 皮膚臨床, **46**(6)：901-905, 841-842, 2004.

5) Teraki Y, et al：Tacrolimus-induced rosacea-like dermatitis：a clinical analysis of 16 cases associated with tacrolimus ointment application. *Dermatology*, **224**(4)：309-314, 2012.

6) 江藤隆史：【The 酒さ】酒さ・酒さ様皮膚炎の治療薬としてのタクロリムス. *J Visual Dermatol*, **13**(8)：890-892, 2014.

7) 寺木祐一：【The 酒さ】酒さ・酒さ様皮膚炎の増悪因子としてのタクロリムス. *J Visual Dermatol*, **13**(8)：893-895, 2014.

8) AAAAI/ACAAI JTF Atopic Dermatitis Guideline Panel；Chu DK, et al：Atopic dermatitis (eczema)guidelines：2023 American Academy of Allergy, Asthma and Immunology/American College of Allergy, Asthma and Immunology Joint Task Force on Practice Parameters GRADE- and Institute of Medicine-based recommendations. *Ann Allergy Asthma Immunol*, **132**(3)：274-312, 2024.

9) プロトピック軟膏0.1%. https://www.info.pmda.go.jp/go/pack/2699709M1028_4_06/

10) ELIDEL®(pimecrolimus)Cream, 1% for topical use. https://www.accessdata.fda.gov/drugsatfda_docs/label/2014/021302s018lbl.pdf

11) Zhang H, et al：Topical calcineurin inhibitors as a double-edged sword in rosacea：A systematic review. *J Cosmet Dermatol*, **21**(4)：1695-1704, 2022.

12) 常深祐一郎：【The 酒皶 reloaded. 酒皶・赤ら顔の治療―私はこうしている】酒皶・酒皶様皮膚炎の治療薬としてのタクロリムス. *J Visual Dermatol*, **22**(5)：454-455, 2023.

13) 黒川一郎：【皮膚科医必携！外用療法・外用指導のポイント】手こずる皮膚疾患の外用療法を含めた治療の実際―伝染性膿痂疹, 酒皶, 酒皶様皮膚炎, 脂漏性湿疹―. *MB Derma*, **300**：127-131, 2020.

14) 黒川一郎：【皮膚科の「医療の質」を考える】酒皶, 酒皶様皮膚炎の QI. *J Visual Dermatol*, **13**(10)：1184-1185, 2014.

MB Derma, 349：53-61, 2024.

◆特集／酒皶パーフェクトガイド

酒皶における接触皮膚炎の修飾

伊藤明子*

Key words：酒皶(rosacea), 酒皶様皮膚炎(rosacea like dermatitis), 接触皮膚炎(contact dermatitis), パッチテスト(patch test)

Abstract 酒皶の患者の一部には, 酒皶様皮膚炎を合併することがあり, 酒皶の素因を有すると酒皶様皮膚炎を発症しやすいことが指摘されている. 酒皶様皮膚炎はステロイド外用薬やタクロリムス軟膏の外用により生じる医原性の皮膚疾患である. 治療にはこれらの外用薬の使用を中止する必要があるが, 外用薬の中止だけでは症状は改善しないことが多く, 外用薬による治療を要した理由を除く必要がある. 我々の調査によれば酒皶様皮膚炎の患者の7割にアレルギー性接触炎がみられ, 刺激性接触皮膚炎も含めると9割の患者に治療を要する外的な要因があった. アレルギー性接触皮膚炎と診断した症例のうち6割は化粧品が原因であった. 悪化要因を検討せずにステロイド外用薬やタクロリムス軟膏を使用した期間が1年以上であった症例は4割にのぼった. 酒皶を診療する場合は, 化粧品などによる接触皮膚炎の修飾を念頭に診療し, 症状の改善が乏しい場合は皮膚テストを用いて悪化要因を確認する必要がある.

はじめに

酒皶では, 悪化要因となる紫外線, 寒暖差, 乾燥から皮膚を守るために刺激の低い製品を用いたスキンケアが推奨される[1]. また赤ら顔は, 患者にとって大変なストレスとなり, なかには人と会うのが苦痛で外出できなくなるケースもある. カバーメイクは酒皶の患者のQOL向上のための手段となるが, 香粧品による刺激やアレルギー性接触皮膚炎は, さらに症状を増悪させる. 酒皶の治療経過が芳しくないケースでは, 実は接触皮膚炎により症状が修飾されている場合がある. 接触皮膚炎を治さないまま酒皶の治療をしても, 患者が苦痛とする顔面の紅斑は改善しない. 本稿では, 酒皶における接触皮膚炎の修飾について, 酒皶様皮膚炎と接触皮膚炎の関係を参考に解説する.

* Akiko ITO, 〒950-0932 新潟市中央区長潟
1205-4 ながたクリニック, 副院長

酒皶様皮膚炎とアレルギー性接触皮膚炎

酒皶様皮膚炎は, ステロイドやタクロリムス外用薬を不適切に使用して生じる医原性皮膚疾患である. 治療には, これらの外用薬の使用を中止する必要がある. しかし多くの場合, 外用薬の使用を中止しても症状の改善がみられず, 治療に難渋する. 皮膚科医は, 先行する何らかの症状に対してステロイドやタクロリムス製剤による外用治療が必要と考えて処方しているはずである. 単に, 外用治療を中止するだけではなく, 先行した皮膚炎を的確に診断して対処することにより, ステロイドやタクロリムス製剤による外用治療は不要となり, それに伴い酒皶様皮膚炎による症状も改善する. 酒皶様皮膚炎では, 顔面に皮膚炎についての明確な診断をつけられないまま, ステロイドやタクロリムス製剤を処方されていることが多く[2], こうした, 原因がはっきりしない皮膚炎の多くに化粧品による接触皮膚炎が存在することが指摘されてきた[3)4)].

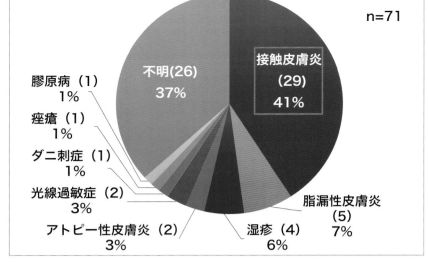

図 1.
ステロイド外用薬やタクロリムス製剤を外用した理由
（文献 5 より引用）

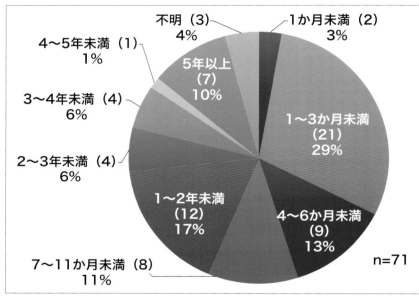

図 2.
ステロイド外用薬やタクロリムス製剤を外用した使用期間
（文献 5 より引用）

　我々は酒皶様皮膚炎と診断した 71 症例（男性 1 例，女性 70 例）に対して，ステロイド外用薬やタクロリムス製剤を外用した理由（診断），外用していた期間，皮膚テストの結果，接触皮膚炎を先行していた患者の割合，接触皮膚炎の原因となった製品およびパッチテスト後の経過などについて検討し報告した[4]．その内容について以下に紹介する．

1．ステロイド外用薬やタクロリムス製剤を外用した理由と使用期間

　4 割の症例で，接触皮膚炎が疑われていたものの，その多くは皮膚テストによる原因の確認が未実施であった．診断がはっきりしないまま顔面の紅斑や湿疹病変に外用薬を処方されていた症例も 4 割を占めた（図 1）．また，4 割の症例が 1 年以上，ステロイド外用薬やタクロリムス製剤を外用していた（図 2）．

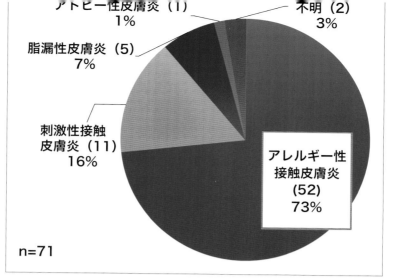

図 3. パッチテスト後の最終診断

（文献 5 より引用）

2．皮膚テストで陽性となったアレルゲンや製品とその特徴

Japanese standard allergens（JSA，2015 年以降，Japanese baseline series：JBS と呼称）のうち，陽性率が高いアレルゲンはウルシオール（23.9％），硫酸ニッケル（21.1％），香料ミックス（16.9％），ペルーバルサム（14.1％），パラフェニレンジアミン（11.3％），硫酸フラジオマイシン（11.3％）であった．日本皮膚免疫アレルギー学会の日本接触皮膚炎研究班による当時の JSA の陽性率の全国集計（https://www.jscia.org/img/pdf/jsa2015_230804）と比較すると，植物アレルゲンであるウルシオールや香料ミックス，ペルーバルサム（香料アレルゲン），外用薬に配合される硫酸フラジオマイシンの陽性率が高い傾向にあった．ヘアカラー剤によるアレルギー接触皮膚炎の原因としてよく知られているパラフェニレンジアミンは全国集計でも陽性率は高く，世界的にも問題となっているアレルゲンであるが，この調査でも高い陽性率を呈した．持参品では，植物，ヘアカラー（酸化染毛剤），シャンプー，化粧水や美容液などの基礎化粧品，サンスクリーン剤，外用薬などに陽性数が多かった．ファンデーションやメイクアップ製品は基礎化粧品に比較すると陽性数は少なかった．

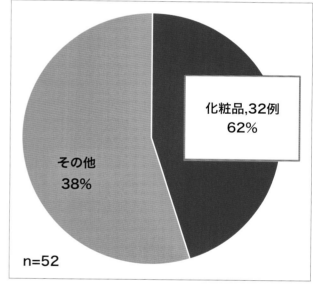

図 4. アレルギー性接触皮膚炎と診断した症例のうち化粧品が原因であった症例の割合

（文献 5 より引用）

3．テスト後の最終診断

皮膚テストが陽性になった製品やアレルゲンと症状の因果関係を検討し，経過観察をした結果，パッチテストの結果と経過から，全体の 73％（52例）について，アレルギー性接触皮膚炎と診断した（図 3）．そのうち化粧品が原因と確認できた症例が 32 例と最も多かった（図 4）．ほかに刺激性接

触皮膚炎が 16％あり，全体のおよそ 9 割は外的要因を除くことなくステロイドやタクロリムス軟膏により治療されていたことになる．

4．転　帰

調査対象のうち，およそ 8 割の症例について，テスト後も症状の経過を観察できた．全体の 66％（経過を確認できた症例の 85％）は治癒と判断したが，11％（経過を観察できた症例の 15％）では，皮膚炎は改善したものの，顔面に酒皶と考えられる症状が残った．

酒皶，酒皶様皮膚炎における接触皮膚炎の修飾を見逃さないためのポイント

1．酒皶に合併した化粧品による接触皮膚炎の可能性を念頭に置く

酒皶と酒皶様皮膚炎は異なる疾患である．しかし，酒皶の患者に酒皶様皮膚炎が発症することはあり，酒皶の素因を有すると酒皶様皮膚炎を発症しやすいということも指摘されている．化粧品によるアレルギー性接触皮膚炎の患者に問診すると，もともと赤ら顔で悩んでいたことを聴取できるケースもある．前述の我々の集計[5]でも，経過より，対象の 1 割は酒皶に酒皶様皮膚炎を合併した．酒皶の患者に接触皮膚炎が合併している場合は，酒皶に対する治療をしても皮膚炎が改善するわけではない．酒皶様皮膚炎に発展してしまう症例もある．酒皶の治療経過が思わしくない場合や，明らかに湿疹病変が併存している場合は，接触皮膚炎が潜んでいる可能性を念頭に置いた生活指導や治療が必要となる．接触皮膚炎の原因を問診や症状から推測することが難しいときは，積極的に皮膚テストを活用する．

2．顔に直接使用しない製品や空気伝播するアレルゲンも見逃さない

シャンプーや酸化染毛剤，整髪料などの頭髪に使用する製品，植物や趣味で手に触れる製品，空気中を伝播して皮膚に触れる可能性がある香料や樹脂について，患者自身が皮膚炎の原因として疑うことは難しく，アレルゲンに曝露され続けるこ

とになる．例えば酸化染毛剤は，染料を酸化剤で酸化重合反応することで発色するが，十分な酸化剤を用いても必ず未重合の酸化染料が残る．染毛後，帽子や衣類などに色移りすることがあるが，しばらくは洗髪時に未重合の染料を含む染毛剤が顔や背中に流れて触れる可能性がある[5]．ガーデニングなどの趣味や植物を扱う職業の場合，植物が顔に直接触れる場合もあるが，作業中に植物を触った手で無意識に顔を触ることにより接触皮膚炎が生じることもある．整髪料などの頭髪や頭皮に使用する製品も同様に手を介して顔に触れる可能性がある．

3．使用している基礎化粧品を確認して，使用継続の可否を検討する

前述の報告[5]において，接触皮膚炎の原因となった化粧品の種類をみると，メイクアップ製品より，化粧水などの基礎化粧品が原因であったケースが多かった．患者に，「化粧品の使用を控えるように」という指導だけでは，メイクアップ製品の使用を控えるだけで，基礎化粧品は使用し続けてしまいかねない．使用を継続してよい製品と，中止すべき製品を患者に具体的に提示する．

4．治療に使用している外用薬の接触皮膚炎にも注意する

治療に用いている外用薬による接触皮膚炎も念頭に置いて診療をする必要がある．

5．化粧品を変更しても改善しなければ，原因を究明する

使用する製品を変更しても，変更後の製品に原因アレルゲンが配合されていれば，症状は改善しない．使用している製品が低刺激を謳ったものであっても，症状が改善しなければ化粧品による接触皮膚炎を疑って皮膚テストを検討する．この場合，製品を用いたパッチテストでは，原因アレルゲンの配合濃度が低いなどの理由により偽陰性を生じることがある．また金属性の美容器機が原因となる場合もある（図 5）ため，化粧品や化粧品関連アレルゲンに加えて JBS を貼付すると，ニッケルやコバルトアレルゲン，パラフェニレンジアミ

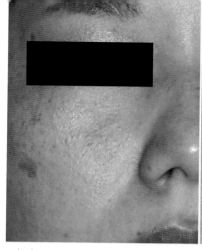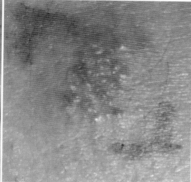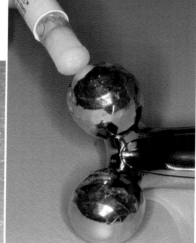

a | b | c

図 5. 美顔ローラー中のニッケルによる接触皮膚炎症例
a：臨床像．頬に淡い紅斑が観察される．
b：ニッケルのパッチテスト陽性反応
c：患者が使用していた美顔ローラーのニッケルスポット
　 テスト陽性所見

ン，保存料や香料ミックスについてアレルギーの有無を確認できる．JBS がパッチテストパネル®S を使用したシリーズになり，皮膚科医であれば最低限のアレルゲンを貼付できるようになった．しかし JBS では拾えない化粧品アレルゲンについては海外からの個人輸入か，企業による成分の提供を要する．実際には企業から当該化粧品の成分の提供を受けることが難しいケースが多い．原因アレルゲンの究明は，企業にとっても安全性の高い製品の製造に有用であり，皮膚科医がすみやかに化粧品アレルゲンを入手して原因を確認できるアレルゲン供給システムの確立が望まれる．

化粧品による接触皮膚炎を疑った場合の生活指導と外用薬の選択

化粧品による接触皮膚炎の可能性がある場合，パッチテストを予定するが，検査実施までには時間を要することも多い．検査までの間のスキンケアや化粧，染毛などについて具体的に指示する．

染毛は休止し，どうしても必要な場合は，ヘアマニュキュアか非酸化染毛剤を使用した製品を勧める．使用していた化粧品については使用を一度中止する．皮膚を清潔に保つためのシャンプーや

洗顔料など洗浄料，精神的な負担を和らげるためにパウダータイプのファンデーションやアイブロウ，口紅などのポイントメイクは使用を許可することがある．この場合，香料や問題となっている防腐剤などの化粧品アレルゲンが配合されず，できるだけシンプルな処方の製品を紹介する．化粧水はアレルギーがなくても炎症がある皮膚に使用すると刺激感を訴える患者がいる．炎症がある間は使用中止を指示し，使用感は劣るがワセリンなどの使用を検討する．

酒皶に接触皮膚炎を合併したと考えられる場合は，スキンケアやメイクについて具体的に指導したうえで medium クラスのステロイド外用薬を処方することはある．ただし，1 週以内に経過を確認し，できる限り短期間の外用とする．ステロイドの外用治療を中止できない場合は，悪化要因が除去されていない可能性を考える．これまでにステロイドやタクロリムスの外用歴があれば，酒皶様皮膚炎を疑ってステロイドやタクロリムス配合外用薬の使用を中止し，原因検索の必要性について説明する．これらの外用薬の使用中止により生じるリバウンドに伴う経過を説明のうえ，1 週間後に来院を促す．基本的に治療方針は変えない

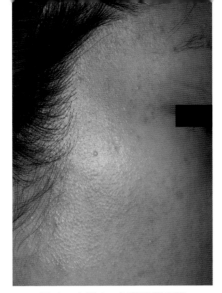

図 6. 症例 1 の初診時臨床像

が，診察することにより患者の不安な気持ちを和らげる．リバウンドの程度を減弱させるために，徐々にステロイド外用薬の使用頻度を減らしてみるという考えもある．しかしステロイドの使用期間が長引くほど症状は遷延し，最終的に治療に時間がかかり，患者にとっても精神的な苦痛が大きくなる．そのため，原則としてステロイドやタクロリムス配合外用薬の使用は中止するようにしている．メトロニダゾール配合外用薬を使用することが多いが，メトロニダゾールそのものや基剤に感作される事例もあり，経過中に症状が再燃したり，外用後の痒みを強く訴えたりする場合は使用を中止する．外用治療や内服治療についての詳細は，本誌に別途解説があるため参照されたい(p.9)．

接触皮膚炎による修飾への対応例

酒皶の患者に生じた酒皶様皮膚炎について治療に難渋した症例を提示する．治療のためには，できるだけはやく接触皮膚炎を疑い，原因アレルゲンや製品を確認して，確実に除去する必要がある．ここでは，明確な診断なくステロイドを外用し，原因の確認と除去までに時間を要し，治療に難渋した症例を紹介する．

＜症例 1＞

30 歳代．女性．初診の約 9 年前より 3 年間，顔面の紅斑に対しステロイド外用薬を使用したが，症状が改善しなかった．次に受診した皮膚科で接触皮膚炎を疑われて 4 回にわたり製品を用いたパッチテストを受けたが，陽性反応は得られず，タクロリムス軟膏を処方されて治療を続けたが症状の改善はなかった．この間，以前使用していたステロイド外用薬も時々使用した．半年後に別の皮膚科を受診し，酒皶様皮膚炎と診断された．ステロイド外用薬とタクロリムス軟膏の外用は中止し，再度パッチテストを受けた．ブチレングリコール(butyleneglycol：BG)が陽性となり，同成分を含む製品を避けて，酒皶に対してレーザーによる治療を受けた．同院におよそ 5 年通院したあとに，治療継続を目的に当院を紹介された．初診時，両頬に軽度の血管拡張と軽度ではあるが湿疹病変も混在していた(図 6)．皮膚科で治療を開始した 9 年前に比して症状は改善したとのことであったが，経過中，顔の痒みを訴えることが続き，再度パッチテストを実施した．その結果，前医のパッチテストで陽性反応が得られた BG に加えて，コカミドプロピルベタイン(界面活性剤)に陽性反応を呈した(図 7-a，b)．BG は高い保水性に加えて，防腐補助剤として香粧品や外用薬にも頻用される成分であるため[7]，同時に貼付した低刺激の製品を用いたパッチテストでも BG が配合された多くの製品に陽性反応を呈した(図 7-c)．BG は化粧品に限らず，外用薬に配合される場合もあり，実際に本成分が配合される市販の外用薬を購入して使用したことがあった．患者が利用する調剤薬局とも情報を共有し，我々も BG 配合製剤を処方しないように留意した．コカミドプロピルベタイン(界面活性剤)は検査時に患者が使用していた製品には配合されていなかったが，患者が好んで使用しているメーカーの低刺激製品シリーズのシャンプーに配合されており，過去に使用した可能性があった．また，機械刺激により瘙痒や膨疹が出現しやすい性質があり，髪の毛が顔にかから

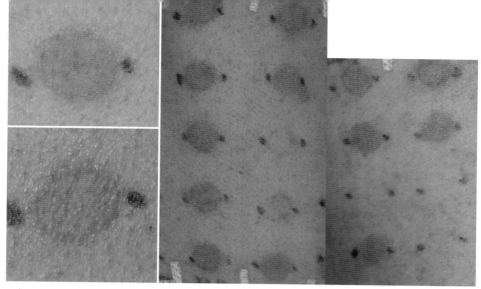

a／b｜c　　**図 7**．症例 1 のパッチテスト所見（抜粋）

a：ブチレングリコール
b：コカミドプロピルベタイン
c：ブチレングリコールを配合する複数の製品に陽性反応を示した．

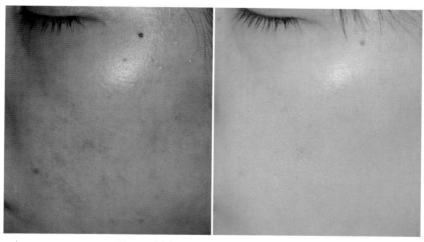

a｜b　　**図 8**．症例 1 のパッチテスト後の経過
a：IPL による開始前
b：IPL による治療開始後

ないように指導した．痒みや掻破に伴う湿疹病変は消退し，残った酒皶の病変について IPL（intense pulsed light）で治療した（**図 8**）．

＜症例 2＞　40 歳代，女性．初診の 4 年前より顔面の紅斑に対し，皮膚科より処方されたステロイド外用薬やタクロリムス軟膏，レスタミン配合外用薬を塗布していた．経過中に酒皶様皮膚炎と診断され，当時外用していたステロイド外用薬の使用を中止して，リバウンドが生じたため当院を紹介された（**図 9-a**）．ステロイド外用薬は中止のまま，メトロニダゾール軟膏の外用を開始した．ステロイド外用薬の使用中止から 1 か月後にリバウンドの症状はピークを迎えた（**図 9-b, c**）．パッチテストにより，酸化染毛剤と香料のアレルギー

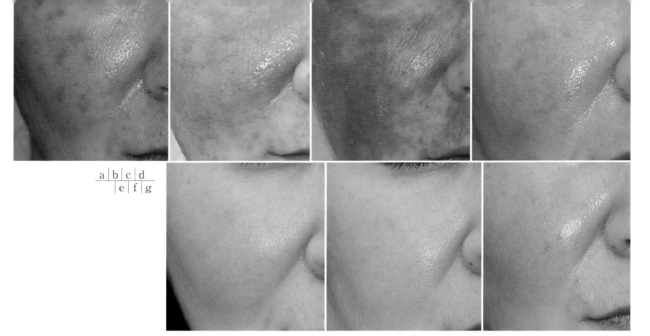

図 9. 症例 2 の経過
a：初診時
b：ステロイド外用薬中止から1か月後
c：bから2日後には紅斑は暗赤色調になってきた.
d：悪化要因を避けることができず，ステロイド外用薬を時々使用して
　いた時期の症状
e〜g：悪化要因を除去し，ステロイド外用を中止したあとの経過
　　（e：初診から1年半　f：2年　g：2年4か月）

と診断した．染毛はすぐに中止することができた
が，家族が使用する香水に曝露される機会が頻回
にあり，顔面に瘙痒を伴う湿疹病変の出現を繰り
返し，短期間，medium クラスのステロイド外用
薬の使用を指示したが，実は自己判断で手持ちの
ステロイド外用薬を塗布することを繰り返してお
り，酒皶様皮膚炎の経過は思わしくなかった
（図 9-d）．家族に香水の使用を中止してもらい，
自宅にあるステロイド外用薬がなくなったことを
確認するとともに，痒みの訴えがあっても，ステ
ロイド外用薬の処方は一切せず，患者の手元にス
テロイド外用薬が残らないようにした．症状は改
善傾向を示してきたが，メトロニダゾール軟膏を
外用すると痒みを自覚するようになった．初診後
に実施したパッチテストでも，本製剤を貼付して
検査は陰性であることは確認してあったが，テス
ト後に感作された可能性も考えてイオウカンフル
ローションに変更した．その後，紅斑は軽減し，
痒みも消失した（図 9-e）．それから2年以上が経
過するが，紫外線や寒暖差などで多少の紅斑が再
燃することがあるものの，以前のように痒みを生
じることはない（図 9-f, g）．アレルゲンを含まな
い化粧品を用いてメイクアップも可能となった.

さいごに

酒皶の治療をするにあたり，接触皮膚炎による
修飾を見逃せば，皮膚炎が改善することはなく症
状が遷延する．ステロイド外用薬やタクロリムス
軟膏を使用すればさらに酒皶様皮膚炎を続発す
る．一方で，接触皮膚炎の修飾を見逃さず，接触
皮膚炎の治療をすることにより，より効果的な酒
皶の治療が可能となる.

文　献

1) 日本皮膚科学会尋常性痤瘡・酒皶治療ガイドライン策定委員会：尋常性痤瘡・酒皶治療ガイドライン. 日皮会誌, **133**(3)：407-450, 2023.
2) 藤本　亘ほか：酒皶・酒皶様皮膚炎の現状—川崎医科大学付属病院における 2002〜2011 年の集計—. 皮膚病診療, **35**：307-313, 2013.
3) 大岩久美子ほか：酒皶様皮膚炎 169 例のまとめ. 皮膚, **26**：840-847, 1984.
4) 松永佳世子ほか：昭和 59 年〜62 年の酒皶様皮膚炎のまとめ. 皮膚, **30**：100-106, 1988.
5) 出口登希子, 伊藤明子ほか：酒皶様皮膚炎における皮膚試験の有用性について—酒皶様皮膚炎 71 例の臨床検討—. 日皮会誌, **126**(9)：1717-1724, 2016.
6) 伊藤明子：【ヘアカラーリングを安全に行う基礎知識】ヘアカラー成分の陽性率：PPD の貼布で酸化染毛剤のかぶれをスクリーニング. *Visual Dermatol*, **17**(5)：443-449, 2018.
7) Aizawa A, Ito A, et al：Case of allergic contact dermatitis due to 1,3-buthlene glycol. *J Dermatol*, **41**(9)：815-816, 2014.

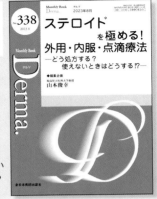

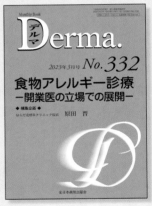

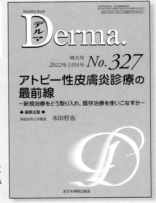

MB Derma, 349：63-69, 2024.

◆特集／酒皶パーフェクトガイド

酒皶のスキンケア・患者教育

小林美和*

Key words：トリガー（誘発要因）(trigger)，温度変化(temperature changes)，日光曝露(sun exposure)，スキンケア(skin care)，香辛料(spicy foods)

Abstract 日常生活での様々な要因，例えば日光，ストレス，食品や飲み物，化粧品，環境などが，酒皶の症状を誘発・悪化させる．また，誘発する要因（トリガー）は患者それぞれによって異なる場合がある．どんなに治療をしても，トリガーを避けなければ，症状は容易に再燃してしまう．まずは患者自身がトリガーに気づかなければならない．そのために我々は，患者自身でトリガーに気づけるように情報を提供し，トリガーを避けたり影響を減らしたりする具体的な対策を提案したい．

はじめに

「自身の症状を管理するために，悪化要因を特定し，避けることが大切です．」

酒皶には，複数のトリガー（誘発要因）が存在する．温度，ストレスや不安といった感情的な要因，飲食，気象条件，激しい運動，そして個々の健康状態が，酒皶患者の生活に悪影響を及ぼす可能性がある．これらトリガーのなかには，高温などの一部の要因は血管拡張に直接的に影響を与える一方，異なるメカニズムを介して皮膚の炎症を増加させる要因があることも知られている．したがって，治療と同時に悪化を予防する患者教育が重要である[1]．Yamasaki らの報告では，日本人の酒皶患者 130 名の調査からトリガーとして最も多く挙げられたのが温度変化で 53.8％，次いで日光曝露，暑さ，季節，運動，心理的ストレス，花粉，アルコール，月経周期，寒さ，熱い食事，化粧品，スパイシーな食品が順に挙がっている[2]．

酒皶治療では，薬物療法と同時に生活指導を行わなければならない．まず，患者にこれらのトリガーの例を紹介し，自身の症状に関連があるかを確認してもらう．そして，トリガーを避けることができるか，影響を軽減するためにどのように対策するかの作戦を練り，実行してもらう．本稿では患者自身が症状管理できるようサポートするために，実際の症例を提示する．なお，酒皶患者への具体的な指導については，American Academy of Dermatology Association のウェブサイト[3]を参考にしているので，情報のアップデートに利用していただきたい．

温度変化，温熱への対策

「暑いと赤くなるのは正常な反応です．でも，避ける対策はできます．」

高温は，皮膚表面の血管拡張を直接誘発する．このため，暑いと感じないように環境を整える対策が必要である．具体的には，お風呂やシャワーはぬるめとし，サウナは避ける．外気温対策としては，重ね着を勧め，上着の着脱で暑さを感じないよう調節する．顔がほてったら，首元を冷やしたり，体に風を当てたり，冷たい飲み物で鎮める．保冷剤や扇子で暑さ対策をする際には，顔を直接冷やすのではなく，首元や体を冷やすようにする．冬は，暖房器具や熱源から十分に離れ，背を

* Miwa KOBAYASHI，〒805-0016 北九州市八幡東区高見 2-8-5　こばやし皮膚科クリニック，副院長

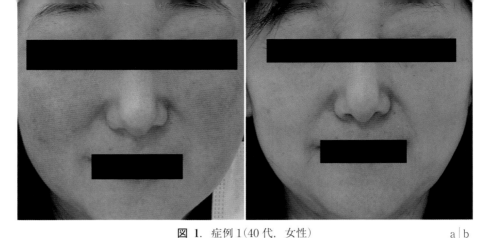

図 1. 症例 1（40 代，女性）
暑いとフレアアップするのがストレスとなっている．
a：初診時．両頬にびまん性紅斑がみられる．
b：治療後 3 年．顔がほてっても気にしないように努め
症状は軽減，平常時は紅斑が目立たなくなった．

a | b

向ける．

　＜症例 1＞暖かいと真っ赤になる，それがストレス（図 1）

　40 代，女性．暖かいと顔が真っ赤になるので，室内外の気温差がある時期を過ごすのが苦痛で憂鬱になると訴えていた．暑さ対策とともにメトロニダゾール外用と抗ヒスタミン薬内服治療にて症状は改善．その後も不意な温熱刺激で発作的な潮紅はみられるが，「暑いと顔が赤くなるのは自然なことだと鏡を見ないようにしたら，次第に気にならなくなって，最近は赤みが引くのが早くなってきたと思う」と話した．

　温度差により発作的な潮紅がみられる患者は多く，「真っ赤になっていくのが自分でもわかり，緊張する」，「他人に大丈夫かと声をかけられるのが苦痛」などの声がきかれる．このような場面では，恥ずかしいという感情の動きにより，ますます顔が赤らむのは想像に難くない．急に暑くならないような対策を提案すると同時に，体が温まると皮膚表面の毛細血管が拡張すること自体は正常な反応であることを説明し，赤くなったとしても早く回復することを治療の目標にすることを理解してもらう．

日差しへの対策

　「わずかな日光が当たるだけでもほてりや赤みが引き起こされる可能性があるので，毎日対策が必要です．」

　日光曝露は，フラッシングを悪化させる要因である．紫外線による症状の悪化は，ビタミン D 誘発性 cathelicidin 過剰発現による炎症反応の活性化，UVB による皮膚血管増殖，過剰な紫外線による活性酸素種増加と KLK5-cathelicidin 炎症カスケードの活性化，というメカニズムの結果として起こると理解されている[4]．日差し対策の具体的な指導としては，SPF 30 以上の広範囲なスペクトルをカバーする低刺激なサンスクリーン剤を毎日使用することを提案する．サンスクリーン剤を選ぶ際には，無香料，紫外線吸収剤不使用を目安にする．また，日中の日差しが強い時間帯の外出を極力避け，屋外活動時には，できるだけ日陰に入り，広いつばのある帽子や日傘を利用することを徹底する．わずかな日光でもトリガーとなり得るため，季節・天候を問わず日差しを防ぐことが重要である．

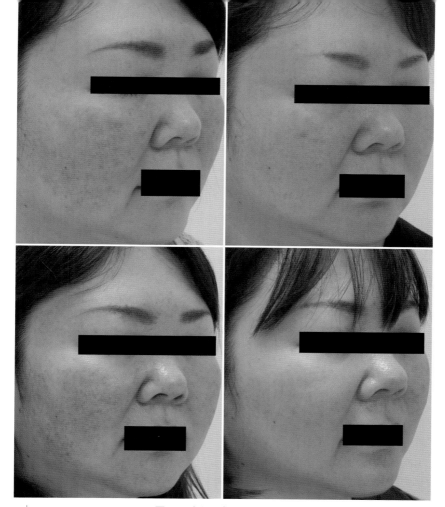

a	b
c	d

図 2. 症例 2(40 代, 女性)

再燃を繰り返し日差しがトリガーとなることに気づいた.
　a：初診時. 両頬と眉間から額にかけて紅斑が目立つ.
　b：内服外用治療 1 か月後. 紅斑は残るが, 改善している.
　c：2 年後再診時. 眼瞼, 口囲を除く顔面全体に紅斑と丘疹
　　　膿疱がみられる.
　d：治療再開半年後. 外用治療と日差し対策を行い, 頬に
　　　軽度の紅斑が残るが丘疹膿疱の再燃はない.

＜症例 2＞日差し対策を徹底して寛解維持(図 2)

　40 代, 女性. メトロニダゾール外用とドキシサイクリン内服による治療 1 か月で丘疹は消退した. 徐々に症状は再燃し 2 年後に受診した際に, 屋外活動時に悪化することがわかった. 内服外用治療を再開し, 日差し対策を徹底した結果, 治療薬終了後も再燃なく寛解維持している.

　常時日差し対策を行う, ということをより具体的に知ってもらうために, 夜間と雨天以外は帽子または日傘を利用し, 外出時は日陰を移動, 屋外では太陽を背にして活動するように指導する. サンスクリーン剤塗布が刺激になったり, サンスクリーン剤を洗浄するためのクレンジングが刺激になったりする例では, 刺激が少なく, クレンジング剤不要の紫外線散乱剤で作られたパウダータイプが受け入れられやすい. また, サンスクリーン

65

剤塗布だけでは，悪化対策に不十分であることも説明する．すなわち紫外線以外の光や，日差しの温かさも悪化要因になり得ることから，サンスクリーン剤を塗布したうえで，前述のような遮光も行い，室内や車内のガラス越しの日差しにも気をつけるようアドバイスする．

スキンケア

「肌に合うものを妥協せず徹底的に探し，見つけたら浮気せずにスキンケアを続けて肌のバリアを回復させましょう．」

酒皶患者の顔面皮膚はアトピー性皮膚炎と同程度に角層水分量が少なく，正常コントロールと比べ経皮水分蒸散量が多い．すなわち皮膚バリア機能が低下しているため保湿のスキンケアが必要である[5]．

一方で，市販されているスキンケア製品の多くは酒皶患者にとって刺激が強すぎる．合わないスキンケア製品を使用すると，症状を誘発したり，悪化させたりする可能性がある．スキンケア製品を選ぶ際には，実際に刺激を感じないものを確認しながら，慎重に選ばなければならない．天然だから大丈夫，無添加だから大丈夫，という思い込みを除き，刺激を感じるものはすべて却下，という厳しい視点で選ぶように指導する．避けるべき成分としては，洗浄力の強い界面活性剤，アルコールや収斂作用があるもの，角層剥離を促すもの，香料や清涼感のあるものなどが挙げられる．特に，洗浄は皮膚バリア機能をさらに低下させるため，洗浄剤選びだけでなく，体温を目安にしたぬるま湯で洗顔することや，洗浄時から拭き取り時の摩擦を避けることにも気を配る．

刺激を受けずに使える製品をみつけさえすれば，しっかり使ってスキンケアを行ってもらう．Global ROSacea COnsensus（ROSCO）committee は，角層バリア機能を修復・維持し，角層水分保持能力を高め，肌の易刺激性を抑える保湿剤の使用を提案している[6]．そのうえで，SPF 30 以上のサンスクリーン剤を日常的に使用し，刺激の少な

いクレンジング剤で洗浄する．赤み補正を兼ねたメイクアップも可能である[7]．具体的なスキンケア指導例を表1に紹介する．

＜症例3＞スキンケア方法の見直しで改善（図3）

50代，女性．繰り返す顔のほてりと持続性の紅斑がみられ，基礎化粧品に刺激を感じ，メイクもできない状態であった．外用内服治療を行いながら，刺激を感じない基礎化粧品を探したが使えるものがみつからずに苦慮していた．洗顔時に摩擦している様子がうかがわれたため，擦らない洗顔を指導したところ徐々に症状は改善した．治療薬終了後もフラッシングは続いているが，日常的にフェイスパウダーでメイクができるようになった．

何をつけても刺激が感じる，という患者はスキンケアや化粧ができない不安で大きなストレスを抱えている．このような患者に対し，現在は治療と最低限のスキンケアで肌を整える時期であること，また改善したら肌に合う化粧品を探して使えるようになることを説明し治療を進める．多くの患者は，あれやこれやとスキンケアを試したがるので，できるだけ使用品目を減らすように指示する．具体的には，洗顔料が使えなければ，ぬるま湯洗顔で，化粧水がしみるのならクリームや軟膏だけでよい．メイクが必要な場合はパウダーとポイントメイクで軽く済ませる．

易刺激性が落ち着いてから，低刺激性のスキンケア製品をサンプルで試し，選ぶ作業を始める．このとき，1品ずつ，数日をかけて確認していく．例えばサンスクリーン剤を試す場合，初日は顔以外の皮膚に塗布，次に顔の紅斑が出ない部位に2～3日続けて塗布する．それで問題がなければ，片顔に塗布して刺激の有無を確認し，ようやく全顔に塗布することを許可する．1品ずつ試すことにより，合うものと合わないものを明確に知ることができるので，手間を惜しまず確認することが大切である．

実は，酒皶患者では刺激性だけでなくアレルギー性接触皮膚炎の頻度も高く，酒皶患者を対象にした49項目のヨーロッパ化粧品アレルゲンで

1．1日2回優しく洗顔しましょう
　低刺激性の洗顔料を使い，自分の手指で優しくなじませ，皮膚温に近いぬるま湯で十分にすすぎ，肌あたりの良い清潔なタオルで押さえて水分を除きます．

2．保湿ケアを毎日行いましょう
　角層水分量を保つために，肌にあう保湿クリームなどでスキンケアをします．

3．年間を通して日差しを防ぎましょう
　季節，天候を問わず日差しを防ぐ対策が必要です．

4．刺激を感じない製品を選びましょう
　肌に触れるものすべてにおいて，刺激を感じない製品を選ぶことが何より大切です．初めて使う製品は，皮膚症状が軽い部位に少しだけつけてみて，刺激がないか，赤くならないかを観察してください．少しでも違和感があれば，避けましょう．

5．刺激を与えるスキンケアは行わないでください
　角質を除去するような手入れはやめましょう．顔を擦らないでください．

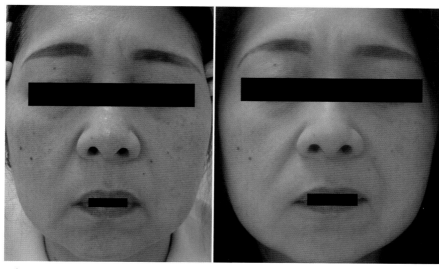

a│b　　　　　　　　　図 3．症例 3（50 代，女性）
　　　　洗顔方法を見直して症状が改善した．
　　　a：初診時．頬と鼻に毛細血管拡張を伴う紅斑が目立つ．
　　　b：1 年半後．スキンケアの見直しで紅斑は軽減し，パウダー
　　　　メイクができるようになった．

行われた試験では，1つ以上に陽性を示した被験者はコントロール群 24.0％に対し，酒皶患者では 60.2％と有意に高頻度であることが報告されている[8]．スキンケア製品選びがうまくいかない場合は，パッチテストを行うことも検討したい．

食　事

「食事で体が温まることに加え，食材や調味料の成分もトリガーになります．」

　食事の関連では，辛い食べ物や熱い飲み物によって症状が誘発されるという訴えがしばしばきかれる．まず，熱い飲み物は温熱刺激でトリガーとなる[9]．また高温ではないが，ホットと表現される唐辛子に含まれるカプサイシンやほかのスパイスもトリガーになり得る[10]．温熱とカプサイシンは，バニロイドチャネルである TRPV（transient receptor potential channel vanilloid）1～6を活性化させ血管拡張と炎症誘発性の痛覚過敏を引き起こし，顔の潮紅や灼熱感を生じることがわかっている[11]．注意すべきは，ケイ皮アルデヒドで，トマト，柑橘類，シナモン，チョコレートなど，見かけ上は関連性がないようにみえる多くの食品に含まれる．ケイ皮アルデヒドはワサビや辛子と同様に TRPA（transient receptor potential

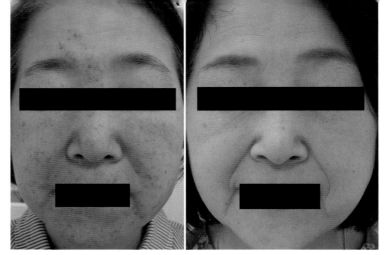

図 4. 症例 4(50 代，女性)　　　　　　　　　　　a│b

料理中の悪化

a：悪化時. びまん性の発赤と，頬，眉間，鼻，口囲に
　丘疹膿疱が多発している.

b：対策後. ときにフラッシングをきたす程度に改善した.

channel ankyrin)1 受容体を活性化させ，潮紅を引き起こすことがわかっている[11]. このように，温度だけでなく食品の成分，香辛料が TRP チャネルを介して症状を悪化させる可能性があるため，食事では食材にも留意すべきである.

近年，腸内細菌叢と皮膚疾患の関連が注目されるなかで，酒皶患者においても健康的な腸内細菌叢を得るために食物繊維を摂取することが重要であると認識されている[12]. また，酒皶患者の腸内環境の調査では，飲酒習慣が影響する可能性も指摘されている[13]. 飲酒そのものは，アルコール代謝で生じたアセトアルデヒドの血管拡張作用により，フラッシングを悪化させる要因になる. ただし，酒皶の発症や重症度と飲酒の関連についてはわかっていない.

食事で悪化するものの，避けるべき食品がわからない場合は，食事の記録をとることを提案する. 食事を写真に撮り，フレアアップした際の写真のみを残し，ほかは消去する. 溜まった写真から共通する食材や調味料がないかを探していく.

＜症例 4＞調理中の悪化(図 4)

50 代，女性. 治療中に悪化を繰り返していたところ，カレーやチャーハンを調理する際にフラッシングをきたすことに気づいた. 調理中の温熱刺激を疑ったが，火にかける前にもフラッシングを生じるという. 共通する食材に玉ねぎが挙がったため，玉ねぎやネギを使った調理を家族に代わってもらうことで症状は軽減した.

酒皶患者に対する食事指導では，温熱と，唐辛子や胡椒を代表とした香辛料による症状悪化に注意するよう説明する. これは，TRPV-1 や TRPA-1 の活性化により酒皶の症状が悪化するためである. 本症例では，玉ねぎを調理すると涙が出て顔のほてりが生じるだけでなく，その後数日間にわたり紅斑が遷延し丘疹が新生することがわかった. ネギ，玉ねぎやニンニクなどユリ科の植物含まれる硫化アリルのアリシンは，TRPV-1 と TRPA-1 を活性化させることが知られている[14]. ネギや玉ねぎは日常的に利用される食材であり，目への刺激があるのが当たり前と思われているからこそ，皮膚症状の悪化に関連がないかを十分問診する必要がある. ほかにも，山椒，生姜，茗荷といった薬味も TRPV-1 を活性化するため，具体的な食材名を示して本人にチェックしてもらう.

おわりに

「トリガーに気づけるのは，あなたです．」

日常生活のなかで症状の変化とその誘因に気付ければ，対策して悪化予防ができます．あなたの日常生活に一番詳しいのは，あなた自身です．このように説明すると，患者自身でトリガーを見つけて自己解決できるようになる．最後に患者からの報告を紹介する．

＜症例5＞市販の消炎鎮痛貼付剤による悪化

50代，女性．メトロニダゾール外用と抗ヒスタミン薬内服で治療中，急に顔面の潮紅と瘙痒が再燃した．悪化原因を探すように説明したところ，肩こりのため使用していた湿布を貼り直した直後に顔の瘙痒が出現することに気づき，使用中止にて症状が改善し再燃しないことを確認したという．使用していた湿布には鎮痛薬とともに，l-メントールとdl-カンフルが含まれていた．メントール，カンフルともTRP受容体を活性化することから，湿布から揮発したこれらの成分がトリガーとなったのではないかと考えた．先に紹介したAADのウェブサイト[3]でも，避けるべきスキンケア製品の成分にメントールとカンフルを挙げている[15)16]．

文　献

1) Abram K, et al：Risk factors associated with rosacea. *J Eur Acad Dermatol Venereol*, **24**(5)：565-571, 2010.

2) Yamasaki K, et al：Perspectives on rosacea patient characteristics and quality of life using baseline data from a phase 3 clinical study conducted in Japan. *J Dermatol*, **49**：1221-1227, 2022.

3) ROSACEA RESOURCE CENTER：Treatment can reduce your discomfort and improve your quality of life. American Academy of Dermatology Association.
https://www.aad.org/public/diseases/rosacea（2024年2月時点）

4) Morgado-Carrasco D, et al：Impact of ultraviolet radiation and exposome on rosacea：Key role of photoprotection in optimizing treatment. *J Cosmet Dermatol*, **20**：3415-3421, 2021.

5) Darlenski R, et al：Acute irritant threshold correlates with barrier function, skin hydration and contact hypersensitivity in atopic dermatitis and rosacea. *Exp Dermatol*, **22**(11)：752-753, 2013.

6) Schaller M, et al：Rosacea treatment update：recommendations from the global ROSacea COnsensus(ROSCO)panel. *Br J Dermatol*, **176**(2)：465-471, 2017.

7) Baldwin H, et al：A novel moisturizer with high sun protection factor improves cutaneous barrier function and the visible appearance of rosacea-prone skin. *J Cosmet Dermatol*, **18**(6)：1686-1692, 2019.

8) Ozbagcivan O, et al：Contact sensitization to cosmetic series of allergens in patients with rosacea：A prospective controlled study. *J Cosmet Dermatol*, **19**(1)：173-179, 2020.

9) Wang B, et al：Relationship Between Tea Drinking Behaviour and Rosacea：A Clinical Case—control Study. *Acta Derm Venereol*, **101**(6)：679, 2021.

10) Abram K, et al：Risk factors associated with rosacea. *J Eur Acad Dermatol Venereol*, **24**(5)：565-571, 2010.

11) Weiss E, et al：Diet and rosacea：the role of dietary change in the management of rosacea. *Dermatol Pract Concept*, **7**(4)：31-37, 2017.

12) Kendall SN：Remission of rosacea induced by reduction of gut transit time. *Clin Exp Dermatol*, **29**(3)：297-299, 2004.

13) Drago F, et al：Rosacea and alcohol intake. *J Am Acad Dermatol*, **78**(1)：e25, 2018.

14) Macpherson LJ, et al：The pungency of garlic：activation of TRPA1 and TRPV1 in response to allicin. *Curr Biol*, **15**(10)：929-934, 2005.

15) HOW TO PREVENT ROSACEA FLARE-UPS. American Academy of Dermatology Association.
https://www.aad.org/public/diseases/rosacea/triggers/prevent（2024年2月時点）

16) Levin J, et al：A Guide to the Ingredients and Potential Benefits of Over-The-Counter Cleansers and Moisturizers for Rosacea Patients. *J Clin Aesthet Dermatol*, **4**(8)：31-49, 2011.

FAX による注文・住所変更届け

改定：2024 年 1 月

　毎度ご購読いただきましてありがとうございます.

　読者の皆様方に弊社の本をより確実にお届けさせていただくために，FAX でのご注文・住所変更届けを受けつけております. この機会に是非ご利用ください.

◎ご利用方法

　FAX 専用注文書・住所変更届けは，そのまま切り離して FAX 用紙としてご利用ください. また，注文の場合手続き終了後，ご購入商品と郵便振替用紙を同封してお送りいたします. 代金が税込 5,000 円をこえる場合，代金引換便とさせて頂きます. その他，申し込み・変更届けの方法は電話，郵便はがきも同様です.

◎代金引換について

　代金が税込 5,000 円をこえる場合，代金引換とさせて頂きます. 配達員が商品をお届けした際に，現金またはクレジットカード・デビットカードにて代金を配達員にお支払い下さい(本の代金＋消費税＋送料). （※年間定期購読と同時に 5,000 円をこえるご注文を頂いた場合は代金引換とはなりません. 郵便振替用紙を同封して発送いたします. 代金後払いという形になります. 送料は，定期購読を含むご注文の場合は弊社が負担します）

◎年間定期購読のお申し込みについて

　年間定期購読は，1 年分を前金で頂いておりますため，代金引換とはなりません. 郵便振替用紙を本と同封または別送いたします. 送料弊社負担，また何月号からでもお申込み頂けます.

　毎年末，次年度定期購読のご案内をお送りいたしますので，定期購読更新のお手間が非常に少なく済みます.

◎住所変更届けについて

　年間購読をお申し込みされております方は，その期間中お届け先が変更します際，必ずご連絡下さいますようよろしくお願い致します.

◎取消，変更について

　取消，変更につきましては，お早めに FAX，お電話でお知らせ下さい.

　返品は，原則として受けつけておりませんが，返品の場合の郵送料はお客様負担とさせていただきます. その際は必ず弊社へご連絡ください.

◎ご送本について

　ご送本につきましては，ご注文がありましてから約 1 週間前後とみていただきたいと思います.

◎個人情報の利用目的

　お客様から収集させていただいた個人情報，ご注文情報は本サービスを提供する目的(本の発送，ご注文内容の確認，問い合わせに対しての回答等)以外には利用することはございません.

　その他，ご不明な点は弊社までご連絡ください.

株式会社　全日本病院出版会　〒 113-0033 東京都文京区本郷 3-16-4-7F　電話 03(5689)5989　FAX03(5689)8030　郵便振替口座 00160-9-58753

FAX 専用注文用紙 │5,000 円以上代金引換│ (皮 '23.11)

Derma 年間定期購読申し込み（送料弊社負担）	
□ 2024 年 1 月～12 月（定価 43,560 円）　　□ 2023 年___月～12 月	

□ Derma バックナンバー申し込み （号数と冊数をご記入ください）	
No.　　　／　　　冊　　No.　　　／　　　冊　　No.　　　／　　　冊	

Monthly Book Derma. 創刊 20 周年記念書籍	
□ そこが知りたい 達人が伝授する日常皮膚診療の極意と裏ワザ（定価 13,200 円）	冊

Monthly Book Derma. 創刊 15 周年記念書籍	
□ 匠に学ぶ皮膚科外用療法―古きを生かす，最新を使う―（定価 7,150 円）	冊

Monthly Book Derma. No. 340（'23.10 月増大号）	
□ 切らずに勝負！皮膚科医のための美容皮膚診療（定価 5,610 円）	冊

Monthly Book Derma. No. 336（'23.7 月増刊号）	
□ 知っておくべき皮膚科キードラッグのピットフォール（定価 6,490 円）	冊

Monthly Book Derma. No. 327（'22.10 月増大号）	
□ アトピー性皮膚炎診療の最前線―新規治療をどう取り入れ，既存治療を使いこなすか―（定価 5,500 円）	冊

Monthly Book Derma. No. 320（'22.4 月増刊号）	
□ エキスパートへの近道！間違えやすい皮膚疾患の見極め（定価 7,770 円）	冊

Monthly Book Derma. No. 314（'21.10 月増大号）	
□ 手元に 1 冊！皮膚科混合・併用薬使用ガイド（定価 5,500 円）	冊

PEPARS 年間定期購読申し込み（送料弊社負担）	
□ 2024 年 1 月～12 月（定価 42,020 円）　　□ 2023 年___月～12 月	

□ PEPARS バックナンバー申し込み （号数と冊数をご記入ください）	
No.　　　／　　　冊　　No.　　　／　　　冊　　No.　　　／　　　冊	

□ カスタマイズ治療で読み解く美容皮膚診療（定価 10,450 円）	冊
□ 足の総合病院・下北沢病院がおくる！ポケット判 主訴から引く足のプライマリケアマニュアル（定価 6,380 円）	冊
□ 目もとの上手なエイジング（定価 2,750 円）	冊
□ カラーアトラス 爪の診療実践ガイド 改訂第 2 版（定価 7,920 円）	冊
□ イチからはじめる美容医療機器の理論と実践 改訂第 2 版（定価 7,150 円）	冊
□ 臨床実習で役立つ 形成外科診療・救急外科処置ビギナーズマニュアル（定価 7,150 円）	冊
□ 足爪治療マスター BOOK（定価 6,600 円）	冊
□ 図解 こどものあざとできもの―診断力を身につける―	冊
□ 美容外科手術―合併症と対策―（定価 22,000 円）	冊
□ 足育学 外来でみるフットケア・フットヘルスウェア（定価 7,700 円）	冊
□ 実践アトラス 美容外科注入治療 改訂第 2 版（定価 9,900 円）	冊
□ Non-Surgical 美容医療超実践講座（定価 15,400 円）	冊
□ スキルアップ！ニキビ治療実践マニュアル（定価 5,720 円）	冊

その他（雑誌名/号数，書名と冊数をご記入ください）	
□	

お名前	フリガナ		診療科
		要捺印	

ご送付先	〒　　　―

TEL：　　（　　　）	FAX：　　（　　　）

FAX 03-5689-8030 全日本病院出版会行

年　　月　　日

住 所 変 更 届 け

お 名 前	フリガナ	
お客様番号		毎回お送りしています封筒のお名前の右上に印字されております8ケタの番号をご記入下さい。
新お届け先	〒　　　　　　都 道 　　　　　　　府 県	
新電話番号	（　　　　　　）	
変更日付	年　　月　　日より	月号より
旧お届け先	〒	

※ 年間購読を注文されております雑誌・書籍名に✓を付けて下さい。

☐ Monthly Book Orthopaedics （月刊誌）

☐ Monthly Book Derma. （月刊誌）

☐ Monthly Book Medical Rehabilitation （月刊誌）

☐ Monthly Book ENTONI （月刊誌）

☐ PEPARS （月刊誌）

☐ Monthly Book OCULISTA （月刊誌）

FAX 03-5689-8030

全日本病院出版会行

Monthly Book

Derma.
デルマ

―――― 2024 年度　年間購読料　43,560 円 ――――
通常号：定価 2,860 円（本体 2,600 円＋税）× 11 冊
増大号：定価 5,610 円（本体 5,100 円＋税）× 1 冊
増刊号：定価 6,490 円（本体 5,900 円＋税）× 1 冊

※各号定価：2021～2022 年：本体 2,500 円＋税（増刊・増大号は除く）
　　　　　　2023 年：本体 2,600 円＋税（増刊・増大号は除く）

※その他のバックナンバーにつきましては，弊社ホームページ
　（https://www.zenniti.com）をご覧ください.

編集主幹：照井　　正　日本大学教授（研究所）
　　　　　大山　　学　杏林大学教授
　　　　　佐伯秀久　日本医科大学教授

No. 349　編集企画：
菊地克子　仙台たいはく皮膚科クリニック院長

Monthly Book Derma．　No. 349

2024 年 6 月 15 日発行（毎月 15 日発行）
　　定価は表紙に表示してあります.
　　　　　　　Printed in Japan

発行者　　末　定　広　光
発行所　　株式会社　**全日本病院出版会**
〒 113-0033 東京都文京区本郷 3 丁目 16 番 4 号 7 階
　　　　　電話　(03)5689-5989　Fax　(03)5689-8030
　　　　　郵便振替口座 00160-9-58753
印刷・製本　三報社印刷株式会社　　　電話　(03)3637-0005
広告取扱店　㈱メディカルブレーン　　電話　(03)3814-5980